Ulrike Reiff

Homöopathische Notfallapotheke

im Familienalltag

Verletzungen im Alltag und beim Sport
homöopathisch behandeln

Ulrike Reiff

Homöopathische Notfallapotheke

im Familienalltag

Verletzungen im Alltag und beim Sport homöopathisch behandeln

Bibliografische Information der Deutschen Nationalbibliothek

Die Deutsche Bibliothek verzeichnet diese
Publikation in der Deutschen Nationalbibliografie;
detaillierte bibliografische Daten sind im Internet
unter http://dnb.d-nb.de abrufbar.

Die Behandlungsvorschläge in diesem Ratgeber sind nach bestem
Wissen und Gewissen geprüft; trotzdem übernehmen Autorin und
Verlag keine Haftung für eventuelle Schäden irgendeiner Art, die
sich direkt oder indirekt aus der Anwendung der hier beschriebenen
Vorschläge ergeben.

Copyright © 2011 Ulrike Reiff

Herstellung und Verlag: Books on Demand GmbH, Norderstedt

Umschlaggestaltung, Titelfoto: Ulrike Reiff

ISBN 978-3-8423-5796-9

Inhaltsverzeichnis

Einleitung

Dieser Ratgeber ist als kleine Anleitung zur Selbsthilfe bei Verletzungen im Alltag gedacht. Er ist aus einem Teil meiner Seminare und Elternabende entstanden, wo ich häufiger gefragt worden bin: „Haben Sie ein Skript für uns?" – Nun, jetzt gibt es etwas Schriftliches.

Ich möchte mit diesem Büchlein interessierten Laien und dabei vor allem Eltern eine Möglichkeit zeigen, ihrer Familie und sich selbst bei vielen Verletzungen des Alltags selbst zu helfen. Die klassische Homöopathie ist dazu großartig geeignet, da sie rasch und zuverlässig wirkt. Meine Erfahrung damit ist die allerbeste.

Ein Anstoß für dieses Büchlein war mir letztlich auch, für unsere eigenen Kinder, die bald ihren eigenen Weg gehen werden, die Art der Behandlung von Verletzungen, die sie von zuhause kennen aufzuschreiben. Ich habe den Text so verfasst, wie ich auch in meinen Seminaren spreche. Ich wünsche mir, dass die Zusammenhänge dadurch gut verständlich werden. Allerdings führt es an manchen Stellen dazu, dass kein „gehobenes Schriftdeutsch" verwendet wird.

Akute Verletzungen des Alltags homöopathisch zu behandeln, kann man relativ leicht erlernen, ohne viel „homöopathisches Hintergrundwissen" haben zu müssen. Es kommen für die bestimmten Notfälle/Verletzungen des Alltags immer nur wenige Mittel in Frage oder sogar nur ein Einziges, so dass die Entscheidung leicht fällt.

Im ersten Teil möchte ich wichtige homöopathische Grundlagen erläutern, ohne die es nicht geht. Anschließend folgen mit vielen Fallbeispielen homöopathische Mittel für typische Verletzungen des Alltags. Die Mittelbeschreibungen sind bewusst kurz gefasst und „auf den Punkt" gebracht, damit für den Anfänger eine eindeutige Mittelwahl möglich ist.

Ich wünsche Ihnen eine interessante Lektüre und den Mut, die Homöopathie für sich und Ihre Familie im Rahmen Ihrer Möglichkeiten auszuprobieren.

Dabei viel Glück und Erfolg.

Ulrike Reiff

P.S.

Das **Schaubild im Inneren des Ratgebers** ist besonders **zur Mitnahme unterwegs -** als „Spicker" - geeignet und **darf zu diesem Zweck auch ausdrücklich fotokopiert werden.**

Teil 1 - Homöopathische Grundlagen

Was ist Klassische Homöopathie?

Die klassische Homöopathie ist ein Heilprinzip, dass vor über 200 Jahren von Samuel Hahnemann, einem deutschen Arzt, entdeckt bzw. entwickelt wurde. Der Begriff wird abgeleitet vom Griechischen: homoios = ähnlich und pathos = Leiden.

Ganz kurz besagt das Prinzip, dass eine Substanz, die in der Lage ist, einen gesunden Menschen, der sie einnimmt, in einer ganz bestimmten Weise „krank" zu machen (das heißt, ganz bestimmte Symptome bei ihm hervorrufen) auch in der Lage ist, einen Menschen, der bereits ganz ähnliche Krankheitssymptome besitzt, zu heilen. Man nennt dies das *Ähnlichkeitsprinzip.*

Nach diesem Prinzip bekommt der Kranke beim homöopathisch arbeitenden Therapeuten nur eine einzige Substanz verordnet, nämlich diese, die all seinen Krankheitssymptomen *ganz ähnlich* ist.

Dieses Prinzip war keine Erfindung Hahnemanns, sondern ging auf die alten griechischen Ärzte zurück, die es bereits kannten und damit gearbeitet haben (Hippocrates). Über die Jahrhunderte war die Erkenntnis in Vergessenheit geraten, besonders im Mittelalter war es sehr schwierig für Heilkundige.

Hahnemann nun, hat das Prinzip wiederentdeckt und in der Form weiterentwickelt, dass die Arzneisubstanzen nicht in ihrer ursprünglich vorkommenden Form verabreicht werden, sondern in verdünnter und verschüttelter Form (= in der sog. potenzierten Form).

Potenzierung – Was ist das?

Unter Potenzieren (= lat. ermächtigen) versteht man das Verschütteln homöopathischer Arzneien. Die Ausgangssubstanz wird dabei zunächst in einem bestimmten Verhältnis mit Wasser verdünnt, z. B. im Verhältnis 1:10. Dann wird das Arzneifläschchen mit erhobenem Arm ungebremst auf eine feste und dennoch nachgiebige Unterlage aufgeschlagen. Dabei werden in der Flasche alle Teilchen durcheinandergewirbelt und die Information der Arzneisubstanz geht auf den gesamten Flascheninhalt/bzw. auf das Wasser darin über. Statt von „potenzieren" spricht man in der Homöopathie auch von „dynamisieren" (griech. dynamis – die Kraft).

Hahnemann hat zum Potenzieren seine alte Hausbibel genommen; ein Lexikon oder Wörterbuch wäre ebenso möglich, für alle, die es ausprobieren möchten. Um die Arzneien länger haltbar zu machen, wird Alkohol statt Wasser verwendet; z. B. Ethanol 30% (der natür-lich auch Wasser enthält). Die Regeln zur Herstellung homöopathischer Arzneien sind im Homöopathischen Arzneimittelbuch (HAB) festgehalten.

Wer war Hahnemann?

Dr. med. Samuel Hahnemann war ein deutscher Arzt. Er wurde 1755 in Meißen geboren und hat bereits im Alter von 25 Jahren eine ärztliche Praxis geführt, war außerdem als Chemiker und Apotheker ausgebildet, konnte 7 Fremdsprachen sprechen und hat nebenbei als medizinischer Übersetzer gearbeitet.

Mit den damaligen Heilmethoden war er sehr unzufrieden und hat etwas gesucht, mit dem er seine Patienten wirklich heilen könnte. Wir müssen uns vorstellen, er hat in einer ganz anderen Zeit gelebt, mit einem anderen Stand von Technik und Medizin: es gab nur Kerzenlicht und das schnellste Fahrzeug war die Pferdekutsche. In *seiner* modernen Medizin waren die großen Aderlässe üblich, schwere Krankheiten wurden mit sehr schädlichen Therapien mit schweren Nebenwirkungen behandelt.

Er hat viel experimentiert und Selbstversuche mit den Heilmitteln seiner Zeit gemacht, seinen ersten für die Homöopathie entscheidenden mit Chinarinde, wo sich für ihn herausstellte, dass „Ähnliches durch Ähnliches geheilt werde". Später waren es Prüfungen mit Arsen, Schwefel, Quecksilber und anderen, immer geleitet von der Idee der Ähnlichkeit zwischen Heilmittel und Krankheitssymptomen.

Um die Vergiftungssymptome seiner Selbstversuche zu mildern, hat er die Ausgangsstoffe zunächst verdünnt und irgendwann einmal verschüttelt. Das war seine „Schlüsselstunde", und damit war die

Homöopathie entstanden. 1796 ging er mit seinen Ideen an die Öffentlichkeit.

Schon zu seinen Lebzeiten verbreitete sich die Homöopathie in ganz Europa. Hahnemann war sehr bekannt und angesehen. Er ist 1843 mit 88 Jahren in Paris gestorben.

Welche Potenzen gibt es?

Man unterscheidet in der Homöopathie mehrere Sorten von Potenzen:

- D-Potenzen

- C-Potenzen

- LM-Potenzen/Q-Potenzen

Die **D-Potenzen** werden 1:10 verdünnt und anschließend 10 Mal geschüttelt (D für dezimal, - aus dem Lateinischen abgeleitet; bedeutet zehn).

Man nimmt also 1 Tropfen der Ausgangssubstanz, z. B. Zwiebelsaft und fügt 10 Tropfen Wasser bzw. Alkohol hinzu und schüttelt anschließend das Fläschchen wie oben beschrieben. Danach hat man eine sogenannte D1-Potenz hergestellt. Hiervon wird nun 1 Tropfen entnommen, in einem neuen Fläschchen mit wieder 10 Tropfen Wasser oder Alkohol verdünnt und anschließend wieder 10 Mal geschüttelt. Nun ist eine D2-Potenz entstanden. Nach diesem Prinzip geht es weiter.

Gängige D-Potenzen sind z. B. D6, D12, D30, D200, D1000.

Außer im deutschsprachigen Raum sind die D-Potenzen weltweit fast unbekannt.

C-Potenzen werden 1:100 verdünnt und dann ebenfalls 10 Mal verschüttelt (C für centesimal - aus dem Lateinischen abgeleitet für hundert). Die Vorgehensweise ist dabei dieselbe, wie bei den D-Potenzen beschrieben.

Gängige C-Potenzen sind z. B. C6, C 30, C200, C1000.

Die C-Potenzen sind weltweit bekannt und die am häufigsten verwendeten homöopathischen Potenzen.

LM-Potenzen sind 1:50000 verdünnt. Das LM soll für die lateinische Zahl fünfzigtausend stehen (L=50; M=1000); dies ist so natürlich falsch, wurde bei uns falsch überliefert. Im Ausland heißen die LM-Potenzen daher Q-Potenzen; Q für die richtige lateinische Zahl fünfzigtausend (quinquaginta milia).

LM-Potenzen werden in einer Verdünnung 1:100 mit Milchzucker verrieben, bis man eine C3 hergestellt hat. Anschließend werden sie 1:500 verdünnt und davon nochmal 1 Teil genommen, erneut 1:100 verdünnt und anschließend 100 Mal geschüttelt. Dann hat man eine LM 1 hergestellt. Ab hier wird die Potenzierung wie bei den D und C Potenzen beschrieben weitergeführt, allerdings mit jeweils 100 Schüttelschlägen.

Durch den hohen Verdünnungsgrad sind die LM-Potenzen sehr mild.

Hahnemann hat diese Potenzen in seinen letzten Lebensjahren entwickelt und damit gearbeitet.

Wie wirken homöopathische Potenzen?

Das besondere homöopathischer Potenzen ist, dass ihre *Wirkung umso stärker ist, desto höher die Potenz* ist. Je öfter sie also verdünnt und verschüttelt wurden, desto stärker sind homöopathische Arzneien.

Eine C30 ist damit stärker, als eine C6; eine D12 stärker als eine D6 usw., obwohl in der C30, wie wir gerade gesehen haben, "weniger drin ist". Warum das so ist, ist wissenschaftlich bislang mit den Möglichkeiten der aktuellen Technik nicht zu erklären.

Diese Tatsache steht dem "herkömmlichen Denken" völlig entgegen. Da verhält es sich doch eher so, zum Beispiel bei Kopfschmerzen, dass man denkt:

ich habe Kopfschmerzen und nehme 1 Kopfschmerztablette, -----

ich habe starke Kopfschmerzen und nehme 2 Kopfschmerztabletten.

Im Gegensatz dazu würde man bei homöopathischer Behandlung bei "normalstarken" Kopfschmerzen eine LM 30 Potenz nehmen und bei besonders starken Kopfschmerzen eine LM 60.

Ab einer Verdünnung 10^{23} ist in einem Arzneifläschchen kein einziges Molekül der Ausgangssubstanz mehr nachweisbar. Ein Chemiker findet darin nur Wasser und Alkohol, bzw. bei Kügelchen Milchzucker!

Wie gesagt: die Wirkung homöopathischer Arzneien können Wissenschaftler bislang mit den verfügbaren Geräten nicht messen und damit nicht erklären. Dennoch ist die Wirkung da!

Es wird angenommen, dass das *Wasser Träger der Arzneiinformation* ist.

Untersuchungen, die gar nichts mit Homöopathie zu tun hatten, haben gezeigt, dass *sich Wasser mit Information imprägnieren lässt.* Wer mehr dazu wissen möchte, dem empfehle ich z. B. das Buch „Die Botschaft des Wassers", von Masaru Emoto.

Ähnlich verhält es sich bei einem Magnetband. Auch dort ist nichts mehr an Materie greifbar, und trotzdem ist die Information da und abrufbar.

Das Funktionieren der modernen Computerwelt, Internet, Fernseh- und Telefontechnik lassen sich hier als weitere Beispiele anführen dafür, dass Informationen in nicht greifbarem Zustand vorhanden sind, einfach als Energie oder Schwingung und für den "normalen Menschen" gar nicht nachvollziehbar ist, wie das denn funktioniert. Zweifelsfrei ist, *dass* es funktioniert!

Eine Hilfe, die Wirkung der homöopathischen Arzneien zu verstehen, mag Ihnen auch der Vergleich mit einem digitalen Foto sein: je höher die Pixelzahl, desto schärfer das Foto. Bei geringer Pixelzahl haben wir nur ein verschwommenes, grobes Bild, ohne große Tiefenschärfe.

Auf die Arzneien übertragen bedeutet dies:

Bei tiefen Potenzen erhalte ich bei mathematischen Errechnung des Verdünnungsgrads   nur eine relativ niedrige Zahl; dies entspricht wenig Pixel.

Beispiel: Stärke der D6 = 10^6 = 1000000 (weil 1:10 verdünnt und 6 x potenziert), und damit eine relativ schwache Arzneistärke.

Im Vergleich dazu ist das mathematische Ergebnis bei C6 = 100^6 = 1000000000000 (weil 1:100 verdünnt und ebenfalls 6 x potenziert), also wesentlich höher, und damit die Arzneikraft wesentlich stärker.

Welches sind die Ausgangssubstanzen für homöopathische Arzneien?

Homöopathische Arzneien sind keineswegs nur pflanzlich, wie oftmals angenommen wird. Sondern sie bestehen aus „allem", jegliche Ausgangssubstanz ist denkbar: das sind ganze Pflanzen, Pflanzenteile, Mineralien, tierisches Material, ganze Tiere, die zerrieben werden, Krankheitsprodukte, Giftstoffe, Chemikalien, Metalle, Medikamente, die homöopathisch aufbereitet werden, Imponderabilien (Sonnenlicht, Röntgenstrahlung..).

Es gibt heutzutage einige tausend homöopathische Arzneimittel, und es kommen immer noch neue dazu.

Homöopathisches Prinzip und Schulmedizin

Das homöopathische Arzneiwissen beruht auf einer Erfahrung von über 200 Jahren bislang. Heute noch werden die Bücher Hahnemanns gelesen, und alles darin hat nach wie vor Gültigkeit. Sein *„Organon der Heilkunst"*, in dem er die Methoden und Funktionsweise der Homöopathie genauestens erläutert hat, ist immer noch Grundlage für jeden homöopathisch arbeitenden Arzt oder Heilpraktiker und damit sozusagen „brandaktuell".

Dies ist schon etwas Bemerkenswertes, da so z. B. in der Schulmedizin überhaupt nicht denkbar. Hier gelten in der Regel 200 Jahre alte medizinische Bücher als lange veraltet und allenfalls geschichtlich interessant oder belustigend. Man denke nur an die Behandlung der Syphilis mit Quecksilber, die großen Aderlässe oder Kuren mit Bleikugeln, wie allesamt zu Hahnemanns Zeiten üblich.

Der Wirkungsansatz homöopathischer Arzneien und schulmedizinischer Medikamente ist völlig gegensätzlich. Dies lässt sich am besten anhand von Beispielen erklären:

Wenn mehrere Leute zum Homöopath mit einem grippalen Infekt kommen, so werden sie nach ihren einzelnen Symptomen und den jeweiligen Umständen gefragt.

Der eine hat z. B. Schnupfen, Fieber, und Halsschmerzen, den Schnupfen dick gelb, kommt gut raus, das Fieber ist tagsüber besser, die Halsschmerzen sind rechts schlimmer, kalte Getränke kann er besser schlucken als warme.

Der nächste hat klaren Ausfluss aus der Nase, allerdings wundmachend; um die Nase herum bis zum Mund ist alles schon rot und brennt. Kein Fieber, dafür noch Husten.

Beim dritten ist wieder alles ganz anders. Er hat die Nase total verstopft, der ganze Kopf ist wie zu, es fließt fast nichts raus; Dabei Kopfdruck und Schwäche.

Wieder ein anderer war bis vor einer Stunde noch völlig gesund; jetzt hat er Fieber über 39°C mit Frösteln, starke Halsschmerzen und Husten, dazu überhaupt keinen Schnupfen.

Auf diese Art könnte man noch viele weitere Beispiele entwickeln; Sie merken daran, dass   - wenn man genau hinsieht - lange nicht ein grippaler Infekt bzw. eine Erkältung wie die andere ist. So würde auch jeder der oben genannten vom Homöopathen ein anderes Mittel bekommen, ganz speziell nur für ihn und ganz ähnlich seinen individuell   vorhandenen Symptomen.

Das Mittel wäre in diesem Moment während seiner akuten Erkrankung auch nur für ihn geeignet. Andere Familienmitglieder, mit anderen Erkältungssymptomen würden ein anderes Mittel brauchen.

Für die Auswahl des akuten Mittels sind für den Homöopathen *besonders die Umstände, die sogenannten Modalitäten wichtig* zu wissen: seit wann bestehen die Symptome (Ursache?), schlimmer rechts oder links (oder beides), nachts oder tagsüber, empfindlich auf kalt oder warm, gibt es Sekret, wenn ja welche Farbe und Beschaffenheit hat es, wann ist es am schlimmsten, wie ist die

Verfassung des Kranken, ruhig, nervös, schwach... und so weiter....
Aus diesen Informationen macht er sich ein Bild, sprich er stellt
seine Diagnose; und zwar die Diagnose eines ganz bestimmten
Arzneimittels, welches in seinem Mittelbild ganz ähnliche Symp-
tome hat, wie der Kranke. Da lautet die Diagnose dann nicht
„Schnupfen" oder „Grippaler Infekt", sondern „Belladonna" oder
„Mercurius", nämlich eben wie das ganz ähnliche Arzneimittel
heißt.

Und diese eine Substanz bekommt er in einer homöopathisch
aufbereiteten Form, d.h. in potenzierter Form verordnet.

Für den Homöopath sind diese Informationen notwendig, damit er
sich ein Bild machen kann = damit er seine Diagnose stellen kann.

All dies wäre in der Schulmedizin so nicht denkbar und auch nicht
erforderlich. Für den Arzt ist es für seine Diagnose nicht wichtig zu
wissen, ob die Beschwerden rechts oder links, tags oder nachts
schlimmer sind etc... Für ihn reicht es aus zu hören, dass es sich um
Halsschmerzen, Schnupfen, Husten handelt, und der Kranke bekommt je nach Befund entsprechend ein Mittel *gegen* Halsschmerzen, Schnupfen oder Husten, das auf *chemischem Wege* in der Lage
ist, die Symptome „zu beseitigen". Das werden bei den vorgenannten Krankheitsbeispielen voraussichtlich mehrere Medikamente
sein*, gegen* jede Beschwerde ein anderes. Ein einziges Mittel, das
gleichzeitig gegen Husten und Halsschmerzen hilft ist eher unüblich
(Ausnahme wäre ein Antibiotikum, aber das hilft gegen Bakterien im

Allgemeinen und nicht gegen Husten oder Halsschmerzen im Speziellen). Und es kann durchaus sein, dass die verschiedenen Beispielpersonen das gleiche Medikament gegen die gleiche Beschwerde bekommen = z. B. jeder dasselbe Mittel gegen Fieber oder jeder die gleichen Halsschmerztabletten etc..

Entscheidend unterschiedlich ist der gegensätzliche Ansatz von Homöopathie und Schulmedizin. Herkömmliche Medikamente sind immer *gegen* ein Symptom und „machen dieses weg", unterdrücken es. Homöopathische Arzneimittel hingegen setzen jeweils individuell einen ganz ähnlichen Reiz und stärken damit genau diesen Menschen so, dass *er selbst in die Lage versetzt* wird, die Symptome zum Verschwinden zu bringen und gesund zu werden. Homöopathie bewirkt also eine *Anregung der Selbstheilungskräfte*. Schulmedizin wirkt durch eine chemische Unterbindung von Symptomen.

Was ist erforderlich, wenn man beginnt, homöopathisch zu behandeln? –

Oder: Wo liegen die Grenzen der Selbstbehandlung?

Bei jeder homöopathischen Behandlung ist die *Beobachtung des Kranken* absolut wichtig. Beobachten ist etwas, was man zunächst nicht unbedingt gewohnt ist. Mancher von Ihnen ist sicher der Meinung: „Wie soll ich all diese Einzelheiten wissen, die ich da eben gehört habe: *seit wann, welche Seite, wann am schlechtesten, welche Gemütsverfassung ?"*. Diese Unsicherheit liegt nur daran, dass man keine Übung hat, genau zu beobachten und deshalb meint, man wüsste nichts. Sobald Sie aber damit anfangen, nehmen Sie auch etwas wahr! Und mit jedem neuen Mal wird es vertrauter werden.

Desweiteren braucht man *Mut*. Es ist zunächst sehr ungewohnt, selber aktiv eine akute Beschwerde zu behandeln, eine Arznei zu wählen und zu verabreichen und nicht die Behandlung nur dem Arzt zu überlassen und damit vermeintlich auch die Verantwortung.

Mit dem Wissen in diesem Büchlein über homöopathische Notfallmittel und der Grundkenntnis über das Wirkprinzip der Homöopathie dürfen Sie diesen Mut ruhig haben. Wenn Sie dann erst einmal angefangen haben, werden Ihnen die Erfolge weiteren Mut und mehr Sicherheit geben.

Es ist dabei hilfreich zu wissen, dass *homöopathische Arzneien im akuten Zustand* gegeben, *innerhalb kürzester Zeit eine Wirkung zeigen* = verbessern, *oder* aber *gar nicht wirken* = „einfach vorbei gehen an demjenigen", aber *nicht verschlimmern*. Darauf dürfen Sie vertrauen.

Ich möchte allerdings noch einmal folgendes betonen: Das gesagte *gilt nur für den akuten Zustand* und nicht mit höheren als hier genannten Potenzen.

Ganz wichtig ist die **Grenze der Selbstbehandlung**! Sie gilt es zu erkennen und sich dann Hilfe zu holen.

Diese Grenze ist immer da:

- wo Ihre Mittelkenntnis aufhört, wo Sie nicht mehr weiter wissen;
- wo Sie nicht schnell genug eine Wirkung erreichen können, wo keine Zeit mehr ist;
- wo die Schwere des akuten Zustands bzw. der Verletzung ganz klar einen Arzt, einen Notarzt oder ein Krankenhaus erfordert! Hier ist eine homöopathische Behandlung keine Alternative (Allerdings kann eine Begleitbehandlung sehr von Vorteil bei der Heilung sein).

Die Frage der Potenz – welche Potenz gebe ich?

Grundsätzlich gilt für die hier besprochenen „Notfälle" dass die *Höhe der Potenz immer dem Krankheitsgeschehen angemessen* sein sollte und in etwa der Schwere des Zustands bzw. der Verletzung entsprechen sollte. Sie sollten sich gegenseitig etwa die Waage halten.

Erfahrungsgemäß kommt man *bei den meisten Alltagsunfällen mit einer C 30 oder LM 30 Potenz* gut zurecht. *Beide Potenzen sind von Ihrer Wirkung etwa gleich stark* und passen von der Kraft so, dass Sie es merken oder sehen können, dass die Arznei, die Sie geben, auch etwas in Gang setzt.

Ich höre in meinen Kursen immer wieder, dass Eltern mit tiefen D - Potenzen arbeiten und möchte einmal kurz den Unterschied zu C 30 oder LM 30 an einem Beispiel erklären:

Stellen Sie sich vor, die Verletzung würde einem Haufen voll Sand entsprechen (je nach Stärke der Verletzung wäre es ein größerer oder ein kleiner Haufen), den Sie jetzt mit Ihrem Arzneimittel wegschaufeln wollen. Dann würde der D 6 z. B. ein Esslöffel als Arbeitsgerät entsprechen und der C 30 oder LM 30 im Verhältnis dazu einer Arbeitsschaufel. Ich denke der Unterschied wird völlig klar! Mit der Arbeitsschaufel brauchen Sie nur ein einziges Mal schaufeln und haben bereits einen guten Teil des Sandes weggearbeitet, wohingegen Sie mit dem Esslöffel über häufige Wiederholungen zwar ebenfalls Einiges wegarbeiten können; aber lange nicht so effektiv und so schnell.

Wie oft muss ich die Arznei wiederholen?

Die Häufigkeit der Wiederholung lässt sich nicht in einer allgemeingültigen Regel festlegen. Dafür ist die Homöopathie einfach eine völlig individuelle Heilweise, bei der sich die Anzahl der Wiederholungen der Arznei aus der *Beobachtung des jeweiligen Zustands* ergeben.

Dies bedeutet, dass für den einen eine einzige Arzneigabe ausreicht, der nächste benötigt am ersten Tag eine Gabe und dann am nächsten Tag noch eine weitere; wieder ein anderer benötigt mehrere Gaben am ersten Tag und dann vielleicht noch weitere Tage lang mehrmals die Arznei.

Von großer Bedeutung ist die Beobachtung des Kranken bzw. Verletzten: *Wie ist sein Zustand? Wie lange dauert die Besserung an? Wann wird es wieder schlechter?* Es gibt keine allgemeingültige Regel. Ohne Beobachtung geht es nicht.

Ich kann dazu an dieser Stelle nur einige Hilfestellungen geben:

Möglich wäre z. B. nach einer Verletzung *innerhalb der 1. Stunde die entsprechende Arznei 3 X* zu verabreichen, und dann die Abstände größer werden zu lassen, nach Bedarf.

Bei Kindern, die nach der ersten Arzneigabe aufhören zu weinen und kurz danach wieder zum Spielen übergehen, also sozusagen wieder zum Alltagsgeschehen, kann eine zweite Gabe auch erst sehr viel später nötig sein.

Eine *Grundregel* ist, dass eine *neue Arzneigabe* immer dann erforderlich ist, wenn sich *der Zustand des Kranken/Verletzten wieder verschlechtert.* Solange die Besserung andauert oder keine (behandlungsbedürftigen) Beschwerden bestehen, wird auch nicht behandelt = keine Arznei gegeben, sondern beobachtet.

C 30 und LM 30 Potenzen können über einen kurzen Zeitraum (z. B. 24 Stunden) *im akuten Bedarfsfall* (dies ist immer Grundvoraussetzung!) *recht häufig wiederholt werden, bis zu stündlich,* solange bis Besserung eintritt. Aber wie gesagt: immer beobachten dabei!

Was ist eine Arzneigabe?

Unter einer Arzneigabe versteht man die jeweilige Menge, die auf einmal eingenommen wird. Diese Menge ist unterschiedlich, je nach Potenzhöhe der Arznei. Bei tiefen Potenzen – D 6 oder D 12 zum Beispiel – werden mehr Kügelchen benötigt als bei höheren Potenzen. *Bei einer C 30 und LM 30 Potenz sind eine Gabe 2-3 Globuli oder Tropfen. Dabei ist die Gabe für Kinder und Erwachsene gleich.*

Es ist auch möglich, eine Arzneigabe in einem Glas Wasser aufzulösen, umrühren dabei bitte nicht mit einem Metalllöffel (siehe Kapitel über Handhabung). Anschließend kann dann als eine Arzneigabe jeweils ein Schluck Wasser aus dem Glas getrunken werden.

Die Arzneiwirkung ist so besonders sanft. Diese Methode bietet sich auch an, wenn man absehen kann, dass die Arznei häufiger gegeben wird; man kann dann leicht immer wieder bei Bedarf einen Schluck nehmen.

Was ist eine Erstverschlimmerung?

Eine sogenannte „Erstverschlimmerung" ist nicht zwangsläufig Teil einer homöopathischen Behandlung, wie oftmals angenommen. Es handelt sich dabei um eine „Überreaktion".

Sie kann dann entstehen, wenn die Stärke der verabreichten

Arzneipotenz und der Krankheitsgrad sich nicht gut entsprechen, d.h. sich nicht die Waage halten, wie bereits weiter oben im Abschnitt über die Frage der Potenz erklärt.

Wenn die Potenz z. B. zu hochgewählt wurde, ist es zunächst möglich, dass sich bereits bestehende Symptome kurzzeitig verschlimmern, durch die ja sehr ähnlich gewählte Arznei, die in der Lage ist ganz ähnliche Symptome zu produzieren. Das ist es nämlich, was bei der Erstverschlimmerung passiert.

Nach dieser ersten überschießenden Wirkung allerdings folgt eine gute bessernde Wirkung. Eine *Erstverschlimmerung ist übrigens nur mit einer sehr gut (weil sehr ähnlich) ausgewählten Arznei möglich.* Dies zum Trost für all diejenigen, die eine solche einmal kennengelernt haben oder noch kennenlernen werden.

Ziel der homöopathischen Behandlung ist es, die für den zu Behandelnden am besten geeignete Potenz zu finden, bei der dann auch keine „Erstverschlimmerung" zu erwarten ist.

In ganz seltenen Fällen kann eine „Erstverschlimmerung" auch einen Menschen betreffen, der so sensibel auf homöopathische Arzneien reagiert, dass jedes Mittel in jeder Potenz zunächst eine Verschlechterung bringt (dies kommt aber wirklich nur ganz selten vor).

Bei der hier besprochenen *akuten Behandlung von Verletzungen* mit den empfohlenen Potenzen kommt eine Erstverschlimmerung nicht vor. Eine *Verschlimmerung des Zustands ohne vorherige Besserung* zeigt daher immer ein falsches Mittel an und erfordert einen Mittelwechsel.

Was sollte man bei der Handhabung und Lagerung homöopathischer Arzneien beachten?

Homöopathische Arzneimittel sollten trocken und dunkel gelagert werden, nicht der Hitze oder der Sonne ausgesetzt, nicht mit stark riechenden Substanzen in Verbindung kommen (z. B. ätherische Öle), ebenso nicht mit Metallen (möglichst zum Rühren einen Plastiklöffel verwenden) und Röntgenstrahlen. Auch eine Lagerung auf dem Kühlschrank oder Fernseher sind ungeeignet. Auf all dies reagieren homöopathische Arzneien empfindlich und können dadurch in ihrer Wirkung beeinträchtigt werden.

Globuli sind am besten unter die Zunge zu legen und dort zu belassen, bis sie sich aufgelöst haben; Tropfen mit etwas Wasser einnehmen (z. B. in ein „Schnapsglas") und einige Sekunden im Mund behalten und *„kauen"* (bei Kindern heißt es bei mir immer *„mümmeln"*). Dies ist von Vorteil, da das *Mittel direkt über die Mundschleimhaut aufgenommen* wird, und nicht erst über Magen und Darm gehen muss, bis die Mittelwirkung eintritt.

Arzneimittel sollten bei neutralem Mund eingenommen werden (nicht zum Essen, zu Kaffee oder Alkohol); bei regelmäßiger Einnahme möglichst immer zur gleichen Tageszeit.

Einige homöopathische Arzneien können in ihrer Wirkung durch Kaffeetrinken geschwächt werden, andere durch Pfefferminze oder kaltes Wasser, etwa eine Dusche etc.. Ihr Arzt oder Heilpraktiker wird Sie bei einer chronischen Therapie darüber informieren, ob dies für Sie zutrifft.

Eine klassische homöopathische Behandlung verträgt sich nicht gut mit der gleichzeitigen Einnahme homöopathischer Komplexmittel; es ist daher sinnvoll, auf solche Medikamente möglichst für die Dauer der homöopathischen Behandlung zu verzichten, bzw. dies mit Ihrem Arzt oder Heilpraktiker zu besprechen.

Wichtig: Alle oben beschriebenen Einnahmeregeln können Sie *im akuten Verletzungsfall* außer Acht lassen und *einfach instinktiv der jeweiligen Situation entsprechend* reagieren und *das Mittel verabreichen.* Egal ob Sie oder Ihr Kind sich gerade die Zähne geputzt haben, bevor es gefallen ist, das Mittel wird trotzdem wirken. Dies ist meine Erfahrung, die ich immer wieder mache.

Abschluss

Ich möchte an dieser Stelle nochmals betonen, dass die vorgenannten Regeln zur Anwendung der Homöopathie sich hier auf die *Behandlung akuter Verletzungen* mit den genannten Potenzen beziehen.

28

Hierzu werden nun im Folgenden die wichtigsten „Erste-Hilfe-Mittel" detailliert besprochen und mit Fallbeispielen aus dem Alltag mit Kindern erläutert.

Für chronische Geschehen gelten weitere Regeln, die hier nicht Thema sind und in diesem Rahmen auch nicht näher erläutert werden.

Teil 2 - Verletzungen des Alltags

Blutergüsse und Beulen

Gemeint ist jede Verletzung, die nach *Sturz, Schlag, Fall oder Quetschung* entstanden ist. Dabei kommt es zu einer Blutung, *äußerlich oder innerlich* (oder beides) oder es besteht die *Gefahr der Blutung.*

Erstes Mittel ist **Arnica** (Arnica montana; Bergwohlverleih).
Potenz: C 30 oder LM 30
Hinweis: Arnica für Blutergüsse nicht unter D6 geben – es könnte den Bluterguss verstärken!

Häufigkeit der Gabe: erste Gabe möglichst bald nach der Verletzung, weiter nach Beobachtung und Bedarf (wie im Kapitel über die Arzneiwiederholung beschrieben). Die Arznei kann 3 X in der ersten Stunde wiederholt werden. Arnica ist eine Arznei, die ihre Wirkung ganz in der Anfangsphase von Verletzungen entfaltet.
Etwa 24 Stunden nach der Verletzung hat Arnica in der Regel ausgewirkt; d. h., das Bild des Verletzen hat sich so weit verändert, dass Arnica als Heilmittel nicht mehr passt; der Schmerz ist anders, die Beule sieht anders aus, z. B. in der Farbe etc.. Noch bestehende Reste verschwinden normalerweise sehr schnell.
Für einige Tage alte Blutergüsse wird Arnica in der Regel nicht mehr

(auch nicht nachträglich) benötigt. Falls weitere Behandlung aufgrund von noch bestehenden Beschwerden erforderlich wäre, würde man ein Folgemittel benötigen.

Wirkungsweise:

- stoppt die Blutung bzw. setzt die Blutstillung in Gang
- Arnica setzt im Körper Prozesse zur Wundheilung in Gang
- unterstützt die Auflösung von Blutergüssen und Blutgerinnseln
- befördert die Absorption
- jegliche Art von Kopfverletzung verlangt Arnica
- Arnica erzeugt Erscheinungen im Körper, die viel Ähnlichkeit haben mit denen, die nach mechanischer Verletzung durch Fall, Schlag, Stoß, oder Quetschung auftreten.

Hinweis: keine Arnica-Tinktur auf offene Wunden geben – reizend! Auch Arnica-Salbe ist nicht für offene Wunden geeignet.

Folgemittel: bei großen Blutergüssen grün/schwarz:

Ledum C 30/LM 30

Folgen von Kopfverletzungen (Schwindel,

Verwirrung, Krämpfe...):   Nat.-sulf. LM 18

Achtung: Krankenhaus?!

Fallbeispiele:

1. Ein Kleinkind sitzt spielend hinter einer Tür. Die Tür wird mit Schwung von außen geöffnet, und das Kind bekommt sie an den Kopf. Es entsteht eine Beule.

   Bereits nach der ersten Gabe Arnica LM 30 hört das Kind sofort auf zu weinen und fängt wieder an weiterzuspielen. Nach einer weiteren Gabe am Abend ist am nächsten Tag kaum noch etwas von der Beule zu sehen.

2. Ein Kind schlägt beim Sturz vom Bobbycar unsanft auf dem Boden auf. Nach 2 Gaben Arnica in der ersten halben Stunde bessert sich der Schmerz sehr schnell.

   In gleicher Weise würden auch Stürze von Roller oder Fahrrad etc.. behandelt.

Verletzung von Drüsen und Weichteilen

Wir bleiben bei den Prellungen. Sind – wie bei Arnica – die Verletzungen durch Sturz, Schlag, Fall oder Quetschung entstanden, aber besonders betroffen ist das Drüsengewebe, Brust und Hoden beispielsweise, so wird ein weiteres Verletzungsmittel erforderlich, nämlich **Bellis perennis,** das Gänseblümchen, verwendet wieder in der C 30/LM 30.

Bellis wird nicht so häufig wie Arnica benötigt, hat aber seinen ganz klaren Wirkungsbereich.

Anwendungsbereich von Bellis:

- besonders für weiche Gewebe:
  Brust, Hoden, Drüsengewebe, untere Beckenregion,
  Gebärmutter
- bei Verletzung nach Sprung ins kalte Wasser, wenn
  man vorher erhitzt war
- ergänzt die Behandlung von Arnica und umgekehrt,
  beide sind Wundheilungsmittel. Das heißt im Klartext,
  dass nach einem Schlag in die Hoden (z. B. beim
  Fußballspiel vom Ball getroffen) durchaus eine Gabe
  Arnica verabreicht werden kann. Arnica wird das tun,
  was in seinem Wirkungsbereich liegt (siehe bei
  Wirkungsweise von Arnica), und Bellis übernimmt
  dann seinen eigenen Anteil (= spezielle Wirkung auf
  die Hoden)

Schreck und Schock

Bei jeglicher Art von Verletzung kann *zusätzlich* ein Schreck oder
Schock von Bedeutung sein. Man versteht darunter jede anhaltende
psychische Beeinträchtigung, die auf ein plötzliches „Unfallereignis"
zurückgeht. Dies wäre dann homöopathisch immer
mitzubehandeln. Ein *noch bestehender Schock stört die Heilung
der Verletzung.*
Möglich ist auch, dass es nur zu einem Schreck oder Schock ohne

eine Verletzung kommt.

In jedem Fall wäre das homöopathische Heilmittel **Aconit** (Aconitum napellus, Sturmhut)**.** Es ist für alle Schreck/Schock-Zustände des Alltags das weitaus häufigste homöopathische Mittel. Das „zweithäufigste" aus meiner Sicht ist Opium; andere, seltener gebrauchte Schockmittel sind darüber hinaus, Lachesis, Cuprum und Camphora, für schwere Notfallzustände. Ich möchte sie alle kurz erwähnen, obwohl sie über den Rahmen der alleinigen Selbsthilfe im Alltag hinausgehen.

Hier zu jedem ein Stichwort:

Opium: geht oft mit komatösem Zustand einher,

Lachesis: Krämpfe in einzelnen Körperteilen, erstickungs-
             artiger Zustand

Cuprum: Krampfschock im ganzen Körper

Camphora: Kreislaufschock mit großer Kälte

Aconit: „geistiger Schock" nach Unfallereignis

Potenz: Aconit C30 oder LM 30

Häufigkeit der Gabe:

Meistens reicht bereits eine Gabe aus, um sehr schnell wieder zur Ruhe zu kommen.

Ist außer dem Schock auch eine Verletzung entstanden, wird mit dem jeweiligen Verletzungsmittel weiterbehandelt.

Wirkungsweise des Mittels:

wird eingesetzt für böse Folgen von Schreck und Schock

- Beschwerden, die durch ein plötzliches Ereignis eintreten, die „über einen kommen und einen übermannen, wie ein Sturm" (= Sturmhut)

- „eben war noch alles in Ordnung, und jetzt ist man total geschockt, ganz blass und zittrig geworden"

- Kinder können in einer „Aconit-Situation" auf zweierlei Arten reagieren: entweder sie sind total aufgelöst, schreien und weinen und lassen sich erst mal gar nicht beruhigen, oder aber das Gegenteil, sie sind ganz still und blass geworden und sagen erst mal lange Zeit gar nichts mehr. Mit einer Gabe Aconit kommen sie jeweils viel schneller wieder raus aus dieser Schocksituation.

Ergänzungsmittel:

je nach Art der Verletzung alle anderen erforderlichen Verletzungsmittel, wie Arnica, Staphisagria, Ledum, Hypericum..

Fallbeispiele:

1. Ein Kleinkind bewirft ein anderes, mit einem größeren harten Spielzeug. Dieses wird schmerzhaft getroffen, fällt um und weint.

   Es wird eine Gabe Aconit LM 30 für den Schreck

verabreicht, gefolgt nach einigen Minuten von Arnica LM 30 für die sich bildende Beule, und das Kind kann sich sehr schnell wieder beruhigen und weiterspielen.

2. Ein Schulkind fügt sich beim Spielen eine kleine, harmlose aber blutende Verletzung bei, und gerät dabei total in Angst, weil es blutet. Es weint und ihm wird vor Schreck ganz schlecht. Eine Gabe Aconit LM 30 beendet diesen Zustand sehr schnell. Die Wunde selbst ist so geringfügig, dass keine homöopathische Behandlung erforderlich ist.

3. Ein Kleinkind läuft von der Hand der Mutter weg auf die Straße, direkt vor ein Auto, das aber gerade noch bremsen kann. Es ist nichts passiert. Aber das Kind steht total erschreckt direkt vor dem Auto, die Mutter hat gerufen „bleib stehen" und ist jetzt auch ganz aufgeregt, der Fahrer des Wagens ebenfalls, weil er wirklich stark und schnell bremsen musste.
In dieser Situation brauchen im Grunde alle drei eine Gabe Aconit LM 30, um sich sehr schnell wieder zu beruhigen.

Quetschung von Fingern und Zehen

Wie bereits beschrieben ist Arnica das erste Mittel für Verletzungen nach Quetschung. Sind aber Finger und Zehen oder allgemein gesprochen *sehr nervenreiches Gewebe gequetscht oder verletzt*, so wird zusätzlich nach Arnica **Hypericum** (Johanniskraut) erforderlich. Es ist das erste homöopathische Mittel für *Verletzung von Nervengewebe*. An den Fingern und Zehen befindet sich davon sehr viel, und so ist bei Schlagverletzungen an diesen Stellen auch Nervengewebe mit gequetscht und der Schmerz ist auch ein Nervenschmerz, der nicht von Arnica alleine abgedeckt wird.

Potenz: Hypericum C 30/LM 30

Häufigkeit der Gabe:
Nach Bedarf, bis der Schmerz sich bessert, durchaus 3 X in der ersten Stunde.

Fallbeispiele:

1. Ein Kind ist beim Spielen an der Klopfbank oder Werkbank und schlägt sich mit dem Hammer auf den Finger. Es erhält zunächst Arnica- Kügelchen LM30 und nachdem diese aufgelutscht sind eine Gabe Hypericum-Kügelchen LM 30.

2. Ein Kleinkind quetscht sich die Finger in einer Tür. Der Schmerz wird bald nach einer Gabe Arnica LM 30 und zwei Gaben Hypericum LM 30 innerhalb der ersten 15 Minuten erträglich und das Kind hört auf zu weinen. Je nach Zustand können am selben Tag noch 1-2 weitere Gaben Arnica

LM 30 erforderlich sein, damit der Bluterguss schnell aufgelöst werden kann.

Achtung: Die homöopathische Behandlung ersetzt nicht eine notwendige Behandlung durch den Arzt!

Stichwunden, Bisswunden, Insektenstiche

Insektenstiche werden homöopathisch wie Stichwunden behandelt. Bei Bisswunden sind Verletzungen durch kleine spitze Tierzähne gemeint. Eine Stichwunde macht aus, dass sie tief ins Gewebe geht, durch ein „spitzes Instrument" entstanden ist, in der Regel wenig oder sogar gar nicht blutet und immer die Gefahr der Verunreinigung mit sich bringt, dadurch dass Keime ins Gewebe gelangen können.

Bei Stichverletzungen, die nicht bluten, besteht Tetanusgefahr.

Daher ist es nützlich - wenn eine Stichwunde nicht blutet – wenn Sie versuchen, ein Tröpfchen Blut herauszudrücken, um damit auch eventuelle Keime auszuschwemmen. Aber bitte natürlich damit nicht übertreiben und endlos auf einer schmerzenden Wunde „herumdrücken".

Hauptmittel zur Behandlung ist das homöopathische Mittel **Ledum** (Ledum pallustre, Sumpfporst, ein Heidekrautgewächs).

Je nach Bissstelle kann zusätzlich **Arnica** erforderlich sein, besonders wenn auch Muskelgewebe gequetscht wurde.

Größere Bissverletzungen müssen auf jeden Fall vom Arzt behandelt werden!

Die Reinigung der Wunde können Sie entweder mit Calendula Urtinktur verdünnt (30 – 50 Tropfen auf 1 Tasse lauwarmes Wasser), vornehmen oder mit Echinacea Urtinktur (Sonnenhut) – was sich besonders bei Bisswunden bewährt, wenn große Gefahr durch eingedrungene Giftstoffe besteht. Weiteres dazu im Kapitel über Zeckenbisse.

Über Calendula erfahren Sie noch mehr bei den Schürfwunden.

Potenz: Ledum C 30/LM 30

Häufigkeit der Anwendung: möglichst bald nach der Verletzung, innerhalb der ersten Stunde je nach Bedarf 1-3 X; danach größere Wiederholungsabstände.

Wirkungsweise des Mittels:

- schmerzstillend
- abschwellend
- entzündungsvorbeugend (enthält im Arzneimittelbild das Element der Verunreinigung)

Besonderheiten bei Insektenstichen:

Hauptmittel ist bei den meisten Insektenstichen **Ledum** C 30/LM 30; dies betrifft z. B. Mücken, Bremsen, Schnaken, aber auch Zecken und Grasmilben.

Bei Bienenstichen und Wespenstichen ist das Hauptmittel **Apis** (Apis mellifica, Honigbiene).

Hier kommt es sofort nach dem Stich zu einer raschen Anschwellung der Haut, mit Röte, Brennen und stechendem Schmerz.

Apis enthält in seinem Mittelbild stark das allergische Element.

Besonders bei Wespenstichen kann zusätzlich Ledum erforderlich sein, da hier das Entzündungselement durch Verunreinigung auch starke Bedeutung hat.

Der Bienenstich an sich ist immer steril. Die Biene sticht nur einmal. Hier steht bei Reaktionen mit starker Schwellung das allergische Element stärker im Vordergrund als beim Vespenstich.

Potenz: Apis C 30/LM 30

Ledum C 30/LM 30

Häufigkeit der Anwendung: möglichst direkt nach dem Stich, je nach Bedarf bis zu 3 X in 30 Minuten, weitere Gaben nach Beobachtung, an den Beschwerden orientiert in größeren Abständen.

Wirkungsweise des Mittels:

- schmerzstillend

- abschwellend

- durch Kälte gebessert; kalte Umschläge wirken unterstützend

Achtung: Bei starken allergischen Reaktionen ist unbedingt ein Arzt erforderlich!

Die homöopathische Behandlung ersetzt nicht medizinische Hilfe, stört die ärztliche Behandlung aber auch nicht und kann parallel dazu mit großem Vorteil verabreicht werden.

Unterscheidungsmittel bzw. Ergänzungsmittel zu Apis bei Bienen- und Wespenstichen: **Vespa** C 30, wenn nach Apis keine Besserung eintritt.

Hausmittel: Sehr nützlich kann bei Bienen- oder Wespenstich auch das Auflegen einer aufgeschnittenen Zwiebel zur Schmerzlinderung sein.

Lange Schmerzen bei Stichen

Salz, Salzwasserumschlag oder **Nat.-mur.** D3 – D6 äußerlich – wirkt schmerzlindernd (2-3 Tropfen auf der schmerzenden Stelle verteilen). Wer Nat.-mur. als Schüsslersalz in Tablettenform zu Hause hat, kann einen „Brei" aus einer Tablette herstellen und auflegen.

Homöopathischer Mückenschutz von außen

Staphisagria (Läuserittersporn) D3-D4 mit einer neutralen Salbengrundlage mischen. Der Läuserittersporn riecht nicht gut, und selbst in dieser homöopathischen Aufbereitung ist das für die Mücken noch wahrnehmbar (für uns Menschen allerdings nicht!).

Rezept:

30 ml neutrale Salbengrundlage (Apotheke)

30-50 Tropfen Staphisagria D3-D4

Zeckenbiss

Dieses Thema ist sehr häufig angstbelegt. Und natürlich besteht auch die Gefahr einer Hirnhautentzündung oder einer Borreliose durch Zeckenbiss. Allerdings kommen solche „Überträgerzecken" hauptsächlich in bestimmten Gebieten vor (darüber kann man sich informieren), und auch da ist längst nicht jede Zecke betroffen und nicht jeder Mensch erkrankt nach Zeckenbiss. Letztendlich ist hier immer auch das „Milieu", auf das der Erreger im Menschen trifft, ausschlaggebend für die Entwicklung einer Krankheit. Wer große Ängste mit sich trägt, dem empfehle ich zur weiteren Information das Buch „Kranke Kinder mit Homöopathie behandeln" von Carola und Ravi Roy.

Über Vorsorgemöglichkeiten zu diesem Thema können Sie sich bei Ihrem Heilpraktiker informieren.

Weiter nun mit einigen grundsätzlichen Informationen:

Die Zecke „schraubt sich" im Uhrzeigersinn in das Gewebe; sie sollte also, wenn möglich, vorsichtig *gegen den Uhrzeigersinn herausgedreht* werden. Die homöopathische Behandlung erfolgt mit **Ledum** C 30/LM 30, um eine Entzündung der Bissstelle zu verhindern und einer Infektion durch eingedrungene Giftstoffe/Erreger vorzubeugen. Zum selben Zweck ist eine Reinigung mit Echinacea-Urtinktur (Sonnenhut) sinnvoll. Der Sonnenhut hat eine ausgesprochen antiseptische Wirkung und ist daher zur Reinigung von Bisswunden besonders gut geeignet. Dazu etwa 15-20 Tropfen der Tinktur auf eine Tasse lauwarmes Wasser geben.

Sollte der Kopf der Zecke stecken bleiben und sich auch nach einigen Tagen noch nicht gelöst haben (was er meistens aber tut), oder sich sogar entzünden, wird Silicea D 6/D 12 benötigt. Es ist in der Lage, festsitzende Fremdkörper nach außen zu bringen.

Dosierung: Ledum C 30/LM 30   1-2 Gaben

innerhalb eines Tages

Reinigung nach Entfernen der Zecke siehe oben.

Silicea D 6/D 12, nach Bedarf 1-3 X täglich,

solange die Beschwerden bestehen bleiben

Anwendung auch äußerlich möglich; siehe

festsitzende Splitter

Splitterverletzung

Eine Splitterverletzung – also, dass man sich einen Splitter in die Haut oder unter die Haut gezogen hat – wird homöopathisch behandelt wie eine Stichverletzung (siehe nähere Einzelheiten auch dort). Das Mittel ist **Ledum** C 30 oder LM 30. Oft ist es nützlich, die Haut vor entfernen des Splitters in einem warmen Seifenbad aufzuweichen.

Alternativ können Sie auch eine warme, feuchte Kompresse auflegen, bis die Haut weich geworden ist. Anschließend den Splitter mit einer Pinzette entfernen.

Fallbeispiele:

Wenn Kinder mit einem Splitter in der Hand, der jetzt gezogen werden soll, total panisch reagieren, zittern oder mit großer Angst weinen, dann hilft eine Gabe Aconit C 30 oder LM 30, und das Kind kann seine Angst sehr schnell überwinden. Erst anschließend sollte die Gabe von Ledum erfolgen, die auch dann erst ihre Wirkung entfalten kann. Zur Erinnerung: Schreck bzw. Schock geht vor!

Ein Kind hat sich bei einer Holzarbeit einen kleinen Splitter in den Finger gezogen. Der Splitter steckt nur wenig in der Haut und würde sich problemlos ziehen lassen. Das Kind aber lässt niemanden an sich heran, schreit wie hysterisch, tritt sogar um sich und will sich nicht helfen lassen. Es ist aber auch nicht in der Lage, sich selbst zu helfen. Dann wirkt oft eine Gabe Chamomilla C 30 oder LM 30

Wunder. Das Kind beruhigt sich sehr schnell und lässt sich den Splitter entfernen.

Weiteres Beispiel für die Anwendung von Chamomilla siehe bei Schürfwunden.

Festsitzende Splitter

Manchmal lassen Splitter sich nicht so einfach entfernen, weil sie sehr festsitzen, oder es verbleibt ein Reststückchen beim Rausziehen.

In diesen Fällen ist **Silicea** (die Kieselerde) sehr nützlich. Man verwendet dazu eine tiefe Potenz, die D 6 oder D 12, die man äußerlich aufträgt. Ich verwende dazu besonders gerne eine Schüsslersalz-Tablette Silicea D6, die ich anfeuchte und über die Verletzung streiche, sodass etwas von dem weißen Pulver angelöst auf der Haut verbleibt und dort antrocknen kann. Dies wiederhole ich durchaus 5-6 Mal am Tag, bis sich der Splitter leicht in einer warmen Seifenlauge entfernen lässt. Das ist oft schon nach der zweiten oder dritten Anwendung der Fall.

Natürlich lassen sich auch Tropfen verwenden. Aber Vorsicht bei Kindern: bei offenen Hautstellen können sie eventuell brennen!

Entzündung nach Biss, Stich- oder Splitterverletzung

Durch den Splitter besteht die Gefahr der Verunreinigung. Die Gabe von Ledum reicht nicht immer aus, um eine Entzündung zu verhindern. Manchmal kommt es nach Insektenstichen zu heftiger Entzündung. Auch ein verbliebener Splitter kann eine innere Entzündung verursachen. Das homöopathische Mittel bei solchen *inneren Entzündungen* ist **Pyrogenium,** es wird aus faulem Fleisch hergestellt. Wenn Sie das hören, sind Sie vielleicht zunächst „befremdet". Wie schon erwähnt, die Homöopathie nimmt ihre Ausgangssubstanzen von allem. Und bei dieser Ausgangssubstanz fällt es einem leicht, an schwerwiegende Symptome zu denken. Es ist auch so, dass Pyrogenium kein "mal eben so - Mittel" ist, also kein Mittel für „einfache" Zustände. Es wird häufig für ernstere Zustände eingesetzt, und der Einsatz muss wohl überdacht sein.

Aber in der Verletzungsbehandlung wird es sehr eindeutig angewendet bei „innerer Entzündung (mit Eiter im Inneren) nach Stich- oder Splitterverletzung" wie oben beschrieben. Aus diesem Grunde möchte ich es Ihnen auch hier nicht vorenthalten.

Bei Pyrogenium ist das *Allgemeinbefinden des Menschen* mit *betroffen.* Er hat *Schmerzen* und ist in *großer Unruhe* (er kann z. B. im Zimmer hin und her laufen, auch Fieber ist möglich) *und er ist in Sorge über sein Befinden.* Wichtig daher: an Arztbesuch denken!

Potenz: Pyrogenium LM 30

Häufigkeit der Anwendung: 2-4 Mal am ersten Tag, am nächsten Tag noch 1 bis 2 Mal; danach sollte der Zustand sich verändert haben.

Folgemittel: häufig Calc.- sulf. LM 30 1-2 x täglich,

bis die Beschwerden abklingen

Mittelanwendungen:

- bei Infektionen mit septischen Zuständen
- Klopfschmerz bei entzündetem, eingeschlossenem Splitter
- nach Insektenstichen, die stark anschwellen, sich entzünden und verfärben

Schnittwunden

Schnittwunden sind ganz anders als Stichwunden: sie sind immer offen und bluten stark, im Gegensatz zur Stichverletzung; und von der Form her haben sie eher etwas geradliniges. Der Schmerz fühlt sich anders an, vielmehr brennend. Ganz ähnlich ist hier das homöopathische Mittel **Staphisagria** (Stephanskraut, Läuseritter-sporn), verwendet wird die C 30 oder LM 30 Potenz. Am besten wird Staphisagria direkt nach der Verletzung gegeben. Die Wunde hört dann sehr rasch auf zu bluten. Nützlich ist auch eine Calendula Kompresse (Calendula lernen Sie noch ausführlicher bei den Schürfwunden kennen, Näheres siehe dort).

Potenz: Staphisagria C30/LM30

Häufigkeit der Gabe: zunächst gilt es, die Blutung zu stillen: 1 Gabe, danach beobachten, ob die Blutung bereits aufhört; sonst nach einigen Minuten eine weitere Gabe, bis die Blutung beendet ist.

Anschließend weitere Gaben 1-3 X täglich solange die Verletzung Beschwerden macht

Wirkungsweise des Mittels:

- blutungsstillend
- schmerzstillend
- wundheilungsfördernd
- sorgt dafür, dass möglichst keine Narben entstehen

Fallbeispiel:

Ein kleines Kind hilft beim Kartoffelschälen und schneidet sich dabei mit dem Messer in den Finger. Es blutet und das Kind weint. Nach einer Gabe Staphisagria LM 30 kommt die Blutung fast augenblicklich zum Stehen. Das Kind hört auf zu weinen und lässt sich mit einem Pflaster verarzten.

Tipp: Besonders empfehlen kann ich die Anschaffung von **Klammerpflastern.** Das klingt dramatisch, so ist es hier aber nicht gemeint. Sie sind wirklich sehr nützlich auch bei kleinen, harmlosen Schnittverletzungen. Am Finger zum Beispiel: Kennen Sie das? Wenn Sie sich bei dem gerade beschriebenen Kartoffelschälen oder anderen Küchenarbeiten in den Finger geschnitten haben? Natürlich an einer Stelle wo die Wunde immer wieder aufreißt, wenn der

Finger bewegt wird; und jedes Mal tut es wieder weh und blutet! Ein normales Pflaster draufkleben geht auch nicht gut, wenn man nämlich immer wieder mit Wasser in Kontakt kommt und das Pflaster dauernd nass wird, wie im Haushalt eben üblich!

Da hilft ein Klammerpflaster! Das sind ganz dünne Streifen (circa 2 mm) aus feinem Gewebe, die quer über die Verletzung geklebt werden (= im 90°-Winkel dazu) und sie zusammenhalten. Man benötigt je nach Länge des Schnittes ein oder zwei kleine Stücke, die man gut über die Wunde klebt. Sie lösen sich nach spätestens einigen Tagen von alleine. Man erhält Klammerpflaster in jeder Apotheke.

Schürfwunden

Schürfwunden sind wieder ganz anders als Stichwunden oder Schnittwunden. Sie sehen anders aus: nicht geradlinig, sondern unregelmäßig, mit zerfetzter Haut; Staphisagria passt also in der Regel nicht. Sie sind offen, bluten, und sie können verunreinigt sein. Ledum kommt in diesem Fall (zusätzlich) als Heilmittel in Frage. Aber das **Hauptmittel** für Schürfwunden ist **Calendula,** die Ringelblume.

Sie kann sowohl äußerlich - als Kompresse - verwendet werden, als auch innerlich in homöopathischer Form.

Bei kleinen Hautabschürfungen der Kinder reicht die äußerliche Anwendung oft schon.

Dazu verdünnen Sie die Calendula-Essenz etwa im Verhältnis 1:10 mit lauwarmem Wasser und legen ein darin getränktes Tüchlein auf die Wunde. Wenn die Wunde verunreinigt ist, wird mit dieser Verdünnung gereinigt.

Falls dies dem Kind große Schmerzen bereitet oder es sich wehrt und Sie erst gar nicht an sich heran lässt, ist eine Gabe Chamomilla C 30 /LM 30 sehr von Vorteil.

Bei stärkerer Verletzung, wenn auch Muskelgewebe mit gequetscht ist und ein Bluterguss entsteht, ist Arnica C 30/LM 30 zusätzlich nützlich.

Potenz: Calendula-Urtinktur als Kompresse;

bei stärkeren Abschürfungen: Calendula C 6 - C 30/

LM 6 - LM 30, je nach Schweregrad

Häufigkeit der Gabe: Reinigung der Wunde und Auflegen einer Kompresse möglichst umgehend nach der Verletzung;

das Benetzen der Wunde mit verdünnter Calendula-Essenz (die Wunde kann auch darin gebadet werden) kann noch mehrmals täglich während des Heilungsprozesses wiederholt werden, ganz nach Bedarf.

Anmerkung: Zur äußerlichen Anwendung im weiteren Heilungsprozess kann auch *Calendula-Heilsalbe* verwendet werden.

Wirkungsweise von Calendula:

- blutungsstillend
- desinfizierend
- schmerzlindernd
- erzielt eine Primärheilung, sorgt schnellstens für die Bildung einer schützenden Blutkruste – deswegen nicht mehr unbedingt jeden letzten Blutstropfen abwischen

Verunreinigte Wunden

Bei Wunden, die verunreinigt sind (wenn z.B. kleine Steinchen in der Wunde stecken), wird nach der Reinigung mit Calendula Essenz **Gunpowder** (Schießpulver) D 6 oder D 12 verabreicht, 3 X täglich etwa 5 Kügelchen. Es hilft, Fremdkörper herauszubringen und einer Infektion vorzubeugen.

Achtung: bei stark verunreinigten Wunden kann dennoch ein Arztbesuch notwendig sein.

Ergänzungsmittel: Arnica

Folgemittel: Ledum;
bei festsitzenden oder eingeschlossenen Fremdkörpern siehe auch Silicea oder Pyrogenium

Fallbeispiel:

Ein Junge stürzt bei schneller Rollerfahrt und kommt heulend mit aufgeschürften Knien zur Mutter.

Er erhält zunächst eine Gabe Arnica LM 30, dann werden die Knie mit einer lauwarmen Calendula Kompresse versorgt. In dieser Zeit lässt der Schmerz bereits nach und er hört auf zu Weinen.

Verbrennungen

Besprochen werden an dieser Stelle kleinere, im Haushalt vorkommende Verbrennungen ersten oder zweiten Grades. Dabei kommt es zu Hautrötung (erster Grad) ohne oder mit Blasenbildung (zweiter Grad). Verbrennungen sind immer sehr schmerzhaft. Hauptmittel in der Hausapotheke ist **Cantharis** C 6/LM 6. Cantharis ist die „spanische Fliege", ein kleiner Käfer, der bei Hautkontakt ätzend wirkt und Rötungen sowie Blasenbildung verursacht; eben ganz ähnliche Erscheinungen wie bei einer Verbrennung entstehen. Weil Cantharis eine starke Wirkung auf alle Schleimhäute hat, besonders auch auf Blase und Gebärmutter (in höheren Potenzen für Schwangere nicht geeignet), empfehle ich hier für Ihre Notfallapotheke die C 6/LM 6 Potenz. Der Vorteil dieser tiefen Potenz liegt darin, dass sie auch äußerlich als Kompresse aufgelegt werden kann. Dazu einfach 2 Tropfen oder Globuli auf eine Tasse leicht warmes (nicht kaltes) Wasser auflösen und auflegen.

Ich möchte deutlich darauf hinweisen, dass größere Verbrühungen, Verbrennungen zweiten Grades sowie alle Verbrennungen dritten und vierten Grades selbstverständlich ärztlicher Behandlung bedürfen. Natürlich empfehle ich Ihnen aber parallel eine homöopathische Behandlung, für einen größeren Heilungserfolg!

Potenzierung: Cantharis C 6/LM 6

Häufigkeit der Anwendung: 3 X in der ersten Stunde, zusätzlich äußerliche Anwendung möglich, weitere Gaben nach Bedarf je nach Schmerz

Wirkungsweise des Mittels:

- schmerzstillend
- heilungsfördernd
- sorgt bei Blasenbildung dafür, dass die Flüssigkeit möglichst schnell vom Körper resorbiert werden kann

Zu Bedenken: Gerade bei Verbrennungen kann es oft sein, dass der Betroffene sich bei der Verletzung sehr erschreckt oder darüber entsetzt ist. In diesem Fall würde zunächst eine Gabe Aconit C 30/LM 30 benötigt. Sobald diese „aufgelutscht" ist, kann man dann mit Cantharis beginnen.

Sehr nützlich ist auch die Verwendung von **Essig** bei kleineren Verbrennungen. Die meisten Verbrennungen passieren in der Küche, und Essig hat den Vorteil, dass er dort vorhanden ist. Verwendet werden kann jeder normale Haushaltsessig (keine Essenz), Sorte ist egal. Der Essig hat eine kühlende und schmerzstillende Wirkung und oftmals genügt das schon.

Anwendung: Finger können in ein Gläschen mit Essig getaucht werden, oder die betroffene Stelle kann mit einem getränkten Essigtüchlein umwickelt werden. Zu beachten dabei ist, dass die Haut nicht offen sein darf, also keine Verletzung oder geöffnete Blase! (Das lässt sich sonst niemand ein zweites Mal mehr machen!)

Tipp: Für alle Köche! Wer die Idee mit dem Essig bei sich selber ausprobieren möchte, sehr gut ist dies möglich, wenn man sich beim Kochen – genauer gesagt beim Essenprobieren – den Mund verbrannt hat. Dann einen kleinen Schluck Essig in den Mund nehmen und dort halten. Schon nach kurzer Zeit merkt man, wie der Schmerz gelindert wird.

Üblich ist es bei uns, nach einer Verbrennung sofort kaltes Wasser über die Stelle laufen zu lassen, um zu kühlen. Auch auf die Gefahr hin, mich unbeliebt zu machen: ich empfehle Ihnen, kein kaltes Wasser zu verwenden. Ich möchte das auch erklären. Solange das kalte Wasser über die verbrannte, sehr erhitzte Stelle läuft oder gar ein Eisbeutel aufliegt, ist der Schmerz erträglicher. Das stimmt. Solange wird Blut von dieser Stelle weggedrückt bzw. ferngehalten. Die Gefäße sind enggestellt. Aber sobald Sie aufhören mit dem kalten Wasser (und irgendwann müssen Sie aufhören!), setzt sofort der Gegeneffekt ein! Viel mehr Blut als vorher kommt nun dorthin zum Ausgleich, der Schmerz kehrt zurück, oft sogar verstärkt, und die Heilung ist bis zu dem Moment, wo der endgültige Ausgleich wiederhergestellt ist, verzögert.

Viel effektiver wäre es, nochmal einen Wärmereiz zu setzen, dann würde der Körper bei so viel Hitze an einer Stelle sehr schnell für einen Ausgleich sorgen. Aber da ist sehr viel Umdenken verlangt.

Was also tun?! Probieren Sie doch mal „die Variante mit dem Essig" – meine Erfahrung damit ist sehr gut. Allerdings geht das nur alternativ zum Wasser. Nicht: erst mit Wasser kühlen und dann mit Essig! Dann wirkt der Essig nicht mehr (die Gefäße sind schon enggestellt). Oder – wenn es für Sie gar nicht ohne Wasser geht – nehmen Sie nicht mehr ganz kaltes Wasser, sondern nur noch lauwarmes, dann ist der Rückkehreffekt nicht so stark. Und natürlich an Cantharis denken; die Gabe wirkt sehr schmerzlindernd und heilungsfördernd.

Übrigens: bei Unterkühlungen und Erfrierungen macht man es üblicherweise auch in der Schulmedizin mit dem ähnlichen Reiz! Hier wird nur kaltes Wasser verwendet bei der Behandlung. Weil alles andere nur verschlimmern würde.

Verbrennen an einer Brennnessel

Dies kommt gerade bei Kindern relativ häufig vor und jeder weiß von sich selbst, dass es auch recht unangenehm ist. Allerdings ist eine homöopathische Behandlung im Normalfall meist nicht notwendig. Ich möchte allerdings gerne zwei pflanzliche Hausmittel empfehlen: den **Spitzwegerich** und den **Großen Ampfer**.

Diese wachsen erstaunlicherweise auch so gut wie immer in der Nähe der Brennnesseln. Man braucht sich dort, wo man sich verbrannt hat, meistens nur genau umzuschauen und wird den einen oder anderen finden.

Anwendung: Spitzwegerich oder Ampfer zwischen den Fingern reiben, so dass etwas Pflanzensaft austritt und dann auf die „verbrannte" Stelle auflegen. Der Brennschmerz sollte sich rasch lindern. Wer die beiden Pflanzen nicht sicher kennt, der kann z. B. bei „wikipedia.org" im Internet nachschauen, dort sind sie sehr schön abgebildet.

Vergiftungen

Vergiftungen kommen im Alltag glücklicherweise nur sehr selten vor. Sie sind für die Selbstbehandlung nicht geeignet, sondern immer vom Arzt bzw. im Krankenhaus zu behandeln. Daher werden sie hier nicht im Einzelnen besprochen.

Ich möchte dazu aber einige allgemeine Informationen geben:

Die Telefonnummern aller Giftzentralen in Deutschland finden Sie unter www.giz-nord.de.

Für Nordrhein-Westfahlen hier die Telefonnummer der
Giftzentrale Bonn: Tel. 0228/19240

Es werden dort die folgenden Informationen benötigt:

Wer (Alter, Gewicht) hat

was, wann und in

welcher Menge zu sich genommen?

Wie ist der **Zustand**?

Welche Maßnahmen wurden bereits ergriffen?

Bei schweren Vergiftungssymptomen (z. B. Bewusstlosigkeit, Atemnot, Krampfanfälle) sofort den Notarzt anrufen!

Ruhe bewahren!

Wenn Sie selbst sehr **in Panik** geraten, von großer Angst gepackt oder zittrig werden, können Ihnen einige Gaben **Aconit** C 30/LM 30 helfen, ruhiger zu werden.

Einnahme: 2 Globuli alle 5 Minuten, bis Besserung spürbar ist

Zur Vorbeugung gegen Kollaps oder Schock nach einer Vergiftung:

Arsen C 30 oder LM 30, alle 15 Minuten 2 Globuli oder 2 Tropfen auf etwas Wasser.

Arsen kann bei allen Vergiftungen zunächst gegeben werden, zur Stabilisierung des Zustandes.

Wenn ein Schock oder Kollaps bereits eingetreten sind müsste ein homöopathisches Mittel nach den jeweilig vorhandenen Symptomen des Vergifteten ausgewählt werden. Allerdings sind selbstverständlich solche Zustände nicht mehr für die Selbsthilfe im Alltag geeignet und werden somit auch hier nicht weiter beschrieben. Wer von Ihnen sich allerdings dennoch dafür interessiert, dem kann ich das Buch „Erste-Hilfe-Homöopathie" von Carola und Ravi Roy zur weitergehenden Lektüre empfehlen (siehe unter Buchempfehlungen).

Kurzübersicht Notfallapotheke

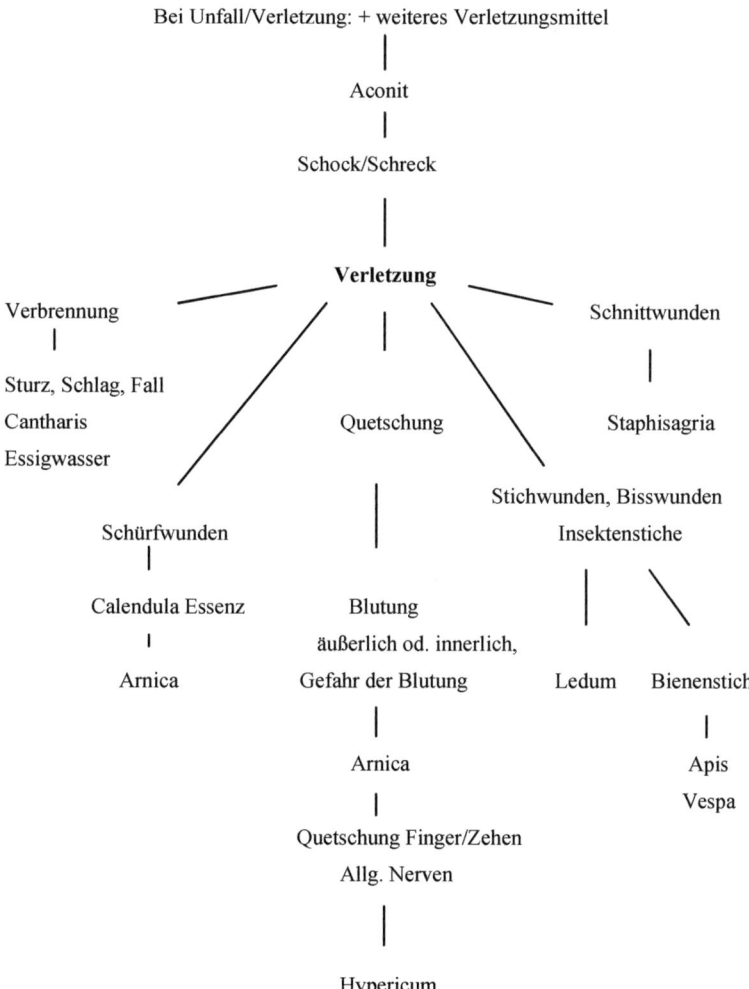

Bei Unfall/Verletzung: + weiteres Verletzungsmittel

Aconit

Schock/Schreck

Verletzung

Verbrennung

Sturz, Schlag, Fall
Cantharis
Essigwasser

Quetschung

Schnittwunden

Staphisagria

Schürfwunden

Stichwunden, Bisswunden
Insektenstiche

Calendula Essenz

Blutung
äußerlich od. innerlich,
Gefahr der Blutung

Ledum   Bienenstich

Arnica

Arnica

Apis
Vespa

Quetschung Finger/Zehen
Allg. Nerven

Hypericum

Teil 3 - Sportverletzungen

In diesem Kapitel möchte ich Ihre Arzneimittelkenntnisse noch etwas erweitern in Richtung Anwendungsmöglichkeiten für Verletzungen beim Sport. Bei dieser Art von Verletzung ist oft sehr schnell die Grenze der Selbstbehandlung erreicht. Bei Zweifeln rate ich immer zur Diagnose und Behandlung beim Arzt oder im Krankenhaus. Eine homöopathische Begleitbehandlung ist dann nach meiner Erfahrung aber immer möglich und absolut von Vorteil für den Verletzten.

Darüber hinaus sind *allgemeine nützliche Maßnahmen* die *Ruhe bzw. Ruhigstellung, Erhöhung des betroffenen Körperteils und oft ein Druck auf die Verletzung.* Statt des wohlbekannten Eisbeutels empfehle ich allerdings eher eine homöopathische Arznei, da hierbei der Rückkehreffekt ausbleibt (siehe dazu Kapitel über Verbrennungen) und eine Besserung direkt beginnen kann.

Arnica

Arnica ist sicher das am häufigsten gebrauchte Mittel bei allen Sportverletzungen, als Hauptmittel bei allen *Prellungen, Verletzungen nach Sturz, Schlag, Fall oder Quetschung* (siehe dazu auch Teil 2 – Beulen und Blutergüsse). Aber auch dann, wenn eigentlich (noch) ein anderes Verletzungsmittel angezeigt ist, wird

Arnica oft als Ergänzung benötigt. Beispiele dafür gibt es in den folgenden Abschnitten.

Muskelkater

Der Muskelkater entsteht nach ungewohnter Überlastung der Muskeln und ist natürlich im herkömmlichen Sinne keine Verletzung (wenn gleich auch hier kleinste Muskelfasern verletzt sein können). In den allermeisten Fällen ist er auch nicht behandlungsbedürftig.

Wer aber z.B. eine ungewohnt anstrengende Gebirgswanderung unternimmt oder eine außergewöhnlich lange Radtour, wo es abzusehen ist, dass ein Muskelkater in bestimmten Körperteilen folgt, der erhebliche Beschwerden machen wird, dem sind 1-2 Gaben **Arnica** C 30/LM 30 - bereits während der Anstrengung gegeben - sehr von Nutzen. Auch die Arzneigabe am nächsten Tag ist möglich, zur Behandlung des Muskelkaters, sobald er da ist. Wohlgemerkt, *dies sollte nicht grundsätzlich gemacht werden,* sondern nur bei einem Muskelkater, der wirklich erhebliche Beschwerden macht. Dann aber kann Arnica sehr wohltuend sein.

Weiterhin sehr wohltuend wirkt nach solchen ungewohnten (Über-)Anstrengungen eine Massage mit Öl, dem Arnica-Essenz beigemischt wird (auf 20 ml Öl etwa 12-15 Tropfen Arnica-Essenz). Sehr gerne verwende ich als Hautöle Mandel- oder Jojobaöl; aber es kann auch jedes andere, im Haushalt vorhandene natürliche Öl verwendet werden. Für eine noch verstärkte Wirkung kann man dem Öl statt der Essenz auch Arnica D 1-D 3 zugeben.

<u>Muskelkrampf</u>

Ein Muskelkrampf kann ausgelöst sein, z. B. durch ungenügende Blutversorgung oder einen Salz- bzw. Mineralsalzmangel.

Bei starker sportlicher Anstrengung (oder Überanstrengung) kann es zu Muskelkrämpfen kommen. Tritt der Krampf direkt bei der Anstrengung auf, so können Sie 2 Kügelchen **Magnesium phosphoricum** (Magn. phos.) C 30 geben, um den Krampf schnell aufzulösen. Ein wichtiges Mittel zur Differenzierung wäre hier **Cuprum** C30 oder LM 30, falls Magnesium nicht wirkt.

Wenn Magn. phos. akut gut geholfen hat, kann man – wenn man möchte - die Magnesium-Speicher des Körpers mit Magn. phos. D6 als Schüsslersalz auffüllen (über einige Tage nach Bedarf 3-7 Tabletten täglich einnehmen). Es kann in dieser homöopathischen Form sehr gut in den Stoffwechsel eingebaut werden.

Wer die Muskelkrämpfe nach sportlicher Anstrengung erst nachts bekommt, für den kann **Calcium carbonicum** (Calc.) als Schüsslersalz D6, 3 – 7 Tabletten (je nach Bedarf) eine gute Wirkung haben, während des Krampfs gegeben.

Nach guter akuter Wirkung kann man sie zur Vorbeugung gegen weitere Krämpfe und zum Auffüllen der Calcium-Speicher noch einige Tage weitereinnehmen. Aber bitte nicht dauerhaft!

Muskelschmerzen nach einem Krampf reagieren sehr gut auf **Arnica** C 30/LM 30. 1-2 Gaben im Verlauf des Tages gegeben, lassen sie viel schneller abklingen.

Kopfverletzungen

Kopfverletzungen sind ein eigenes Thema. Sie kommen im Alltag glücklicherweise nicht so häufig vor, aber wenn, dann erfordern sie in der Regel eine Untersuchung beim Arzt bzw. im Krankenhaus. Lieber eine zu viel als eine zu wenig.

Besondere Achtung:

- wenn jemand z. B. nach einem Sturz auch nur ganz kurz nicht bei Bewusstsein war
- ihm oder ihr übel oder schwindelig ist
- er oder sie gar erbrechen muss
- wenn Kopfschmerzen oder Benommenheit da sind
- wenn der Pupillenreflex nicht mehr funktioniert, also keine Vergrößerung oder Verkleinerung je nach Lichteinfluss mehr stattfindet

Eine Gehirnerschütterung kann sich manchmal auch erst nach Tagen mit Symptomen äußern - im Zweifelsfall also bitte immer eine Diagnose stellen lassen!

In jedem Fall ist nach meiner Erfahrung eine homöopathische Behandlung absolut von Vorteil (auch wenn die Kopfverletzung tatsächlich im Krankenhaus behandelt werden muss. Zur Erinnerung: die schulmedizinischen Medikamente und homöopathische

Arzneien stören sich gegenseitig nicht.).

Jegliche Art von Kopfverletzung benötigt zunächst **Arnica** (Wirkungsweise im Kapitel über Beulen und Blutergüsse). Je nach Zustand des Verletzten kann außerdem ein Schockmittel erforderlich sein (z. B. Opium; siehe dazu auch im Kapitel Schock). Wenn es sich um kleinere Stürze, Stöße etc. handelt, reicht Arnica oft aus.

Bei auch nur vermuteter oder leichter Gehirnerschütterung mit Kopfschmerzen wäre **Hypericum** Folgemittel von Arnica (zur Erinnerung: Verletzung, Quetschung von Nervengewebe).

Im Falle von starker Gehirnerschütterung (Krankenhaus!) ist **Millefolium** C 30 weiteres und wichtiges Folgemittel nach Arnica und Hypericum.

Alle Mittelgaben nach Bedarf bis Besserung eintritt; das kann kurzfristig durchaus 3 – 5 Mal innerhalb eines Tages sein.

Ledum

Blaues Auge

Das sogenannte „blaue Auge" passiert zum Glück nur selten.

Nach einem Schlag ins Gesicht oder auf das Auge, wie z. B. beim Boxen oder nach einer Prügelei möglich, oder durchaus auch beim Ballspielen denkbar, ist **Arnica** C 30/LM 30 das erste Mittel der Wahl. Nachdem Arnica spätestens am zweiten Tag nach der Verletzung ausgewirkt hat, kommt als Folgemittel **Ledum** C 30/LM 30 in Frage. Ledum ist uns grundsätzlich bereits als Folgemittel von Arnica bekannt. Zusätzlich hat Ledum nach seinem Arzneimittelbild eine *besondere Beziehung zur empfindlichen Haut des Gesichts* und ist hier also ein besonders wichtiges Mittel. Es ist sogar möglich, dass Arnica den Schmerz zunächst nicht bessert, sondern verschlimmert. Dann ist schon früher an Ledum zu denken.

Bei *heftigem Schmerz des Augapfels* (Knochen) *nach einem Schlag*: **Symphytum** (Beinwell) C 30/LM 30.

Es kann ggf. ein Arztbesuch erforderlich sein.

Behandlungsbeispiel: Ein Schüler hat beim „Herumstromern" im Wald einen rückschlagenden Ast aufs Auge bekommen. Er hat Schmerzen und das Augenlid ist sehr geschwollen.

Er erhält zunächst eine Gabe Aconit LM 30 (für den Schreck), anschließend innerhalb der ersten Stunde 3 Gaben Arnica LM 30. Später noch zwei weitere Gaben am selben Tag. Am nächsten Tag bekommt es dreimal Ledum LM 30; damit wird noch einige Tage weiter behandelt, 1-2 Mal täglich, bis keine Beschwerden mehr vorhanden sind.

Verletzungen am Gelenk

Immer wenn ein Gelenk betroffen ist, bei *Verstauchung, Überdehnung* oder *Zerrung* ist **Ledum** C 30/LM 30 das wichtigste Mittel, zusammen mit Arnica. Hier werden die Mittel zunächst stündlich nacheinander verabreicht, später in größeren Abständen. Ledum hat eine Wirkung auf den Schmerz, die Schwellung und die Entzündung des Gelenks.

Wichtig: Ruhigstellung, Gefahr des verborgenen Bruchs!

Ruta

Ruta ist das erste Mittel, wenn bei einer Verletzung die *Knochenhaut* mit betroffen ist. Es kann dann zu einer Blutung unter der Knochenhaut kommen.

In diesem Zusammenhang ist Ruta oft ein Folgemittel nach Arnica.

Ein Beispiel dafür wäre ein *Schienbeintritt*. An dieser Stelle befindet sich bei jedem wenig Muskel- oder auch Fettgewebe. Daher geht der Tritt „wenig gebremst" gegen den Knochen, und die Knochenhaut ist mit gereizt und schmerzt. Zunächst wird mit Arnica behandelt, z. B. 1-2 Gaben in den ersten 30 Minuten, um die Blutung zu stoppen. Da Arnica hier jedoch die Schmerzlinderung nicht komplett abdeckt, wird ergänzend Ruta C 30/LM 30 benötigt. Häufigkeit: ebenfalls 1-2 Gaben in der nächsten Stunde, je nach Schmerzbesserung weiterbehandeln und gegebenenfalls auch Arnica noch wiederholen, zur schnelleren Resorption des Blutergusses.

Typisch für Ruta ist eine Verschlimmerung des Schmerzes beim Hängenlassen bzw. Herunterhängen der betroffenen Extremität, besser fühlt sich Ruta beim Liegen auf dem Rücken.

Symphytum

Symphytum, der Beinwell, ist das erste Mittel bei *Verletzungen des Knochens*. Es kommt nach Aconit LM 30 (für den Schreck oder Schock) und Arnica LM 30 (für die Blutung) zum Einsatz.

Nachdem Sie also im Krankenhaus waren und ein *Knochenbruch* festgestellt und eingerichtet wurde (davon gehe ich aus), ist Symphytum LM 30 das nächst ergänzende Mittel zu Arnica. Es wirkt schmerzstillend und unterstützt das Zusammenwachsen der Bruchstelle. Die Art des Schmerzes ist stechend, schlimmer durch Berührung.

Häufigkeit der Gabe: zu Beginn stündlich, bis Schmerzbesserung eintritt, danach noch einige Tage zur Unterstützung der Bruchheilung (1X tgl.). Auch Arnica sollte am ersten und zweiten Tag noch einige Male wiederholt werden, im Wechsel mit Symphytum.

Folgemittel: nach den ersten Tagen wird häufig Ruta gebraucht (siehe dazu auch im Kapitel über Ruta)

Calc.-phos. ist ein weiteres Folgemittel. Es kommt im späteren Verlauf zum Einsatz, wenn es noch Probleme bei der Heilung gibt oder bei der Wiederherstellung der Beweglichkeit. Hier können Sie die LM 30 1 X täglich geben, bis die Beschwerden sich bessern.

Rhus toxicodendron

Rhus tox., der Giftsumach, ist unser erstes Mittel bei *Verletzungen der Sehnen und Bänder.*

In der Notfallapotheke kommt es häufig ergänzend zu Arnica zum Einsatz, z. B. bei Verstauchungen oder Zerrungen, wo wir auf jeden Fall Arnica für den Bluterguss und die Schwellung benötigen, aber für die (Über-)Dehnung der Bänder zusätzlich Rhus tox.. Wenn das Gelenk selber mit betroffen ist, wäre außerdem an Ledum zu denken. Achtung: Arztbesuch; Gefahr des verborgenen Bruches!

Anwendungsbeispiel von Rhus tox. bei Bänderdehnung:
Rhus tox. LM 30, zu Beginn alle 2 Stunden eine Gabe, später je nach Bedarf 1-3 Mal täglich.

Typisch für Rhus tox. ist eine Besserung bei Bewegung, wobei die erste Bewegung die schmerzhafteste ist und es mit jeder weiteren Bewegung besser wird. „Wenn er erst mal richtig in Schwung gekommen ist, lässt der Schmerz nach". Weiterhin gebessert durch Wärme, verschlimmert in Ruhe, nachts und bei feuchtem Wetter. Ein Unterscheidungsmittel zu Rhus tox. wäre hier Bryonia, mit Verschlimmerung durch jegliche Bewegung und durch Wärme.

Wenn die typischen Symptome zu finden sind, kann Rhus tox. auch bei einer *Sehnenscheidenentzündung* oder beim *Tennisarm* zur Anwendung kommen.

Teil 4 - Fragen und Informationen zum Abschluss

Immer wieder tauchen in meinen Kursen zum Ende hin Fragen auf, von denen ich Ihnen die wichtigsten im folgenden Teil beantworten möchte, zusammen mit zusätzlichen Informationen und Empfehlungen, die mir wichtig sind.

Außerdem **ein kurzes Wort zu den beschriebenen Mitteln:**
Wenn Sie bis hierhin gelesen haben, haben Sie über zwanzig homöopathische Mittel kennengelernt. Es handelt sich bei den allermeisten um *große homöopathische Arzneimittel, sogenannte Polychreste.* Das sind Arzneien mit einem *großen* Arzneimittelbild, das heißt mit vielen Symptomen, die für viele Krankheiten eingesetzt werden können. Ich habe mich in diesem Ratgeber bei meiner Beschreibung auf ganz wenige dieser Symptome beschränkt. An einigen Stellen wurde das ein oder andere Arzneimittel auch nur namentlich erwähnt, als „Idee" für Sie zur Weiterbehandlung, über das Alltagsgeschehen hinaus. Wer mehr über die Arzneien wissen möchte, die Symptome genauer nachlesen möchte, benötigt dann eine sogenannte *Materia Medica*, das ist eine Arzneimittellehre (siehe Buchempfehlungen).

Was tun, wenn bei einer Verletzung mehrere Mittel erforderlich sind?

An den vielen Fallbeispielen konnten Sie sehen, dass es durchaus häufiger Verletzungen im Alltag gibt, wo ein homöopathisches Mittel zur Behandlung nicht ausreicht, wo man mehrere benötigt, um „alles abzudecken". Wie gehen Sie dann vor? –

Nun, auf jeden Fall geben Sie nicht alle Mittel gleichzeitig, sondern nacheinander! Es wird *immer nur ein Mittel zu einem Zeitpunkt* gegeben.

Welches Mittel das als erstes ist, hängt davon ab, was in der jeweiligen Situation am dringendsten ist; ist z. B. der Schock schlimmer, als die Blutung oder ist es umgekehrt. Dies entscheiden Sie Ihrem Gefühl entsprechend für die jeweilige Situation. Aber keine Angst, Sie können dabei „nicht viel verkehrt machen":

Sobald das erste Mittel z. B. als Globuli aufgelutscht ist, kann schon das zweite Mittel folgen, wenn es nötig ist. Und auch das dritte kann im Notfall nachkommen, ehe Sie dann erst mal abwarten und beobachten, wie sich die Situation entwickelt.

Nach einer individuellen Beobachtungszeit kann es erneut nötig sein, alle Mittel wieder (nacheinander) zu verabreichen.

Die weitere Behandlung erfolgt nach Bedarf, je nachdem wie der Zustand des Verletzten ist und wie sich die Verletzung entwickelt.

Was sind Folgemittel?

Es ist im Text öfters der Begriff *Folgemittel* aufgetaucht, daher möchte ich kurz darauf eingehen.

Ein Folgemittel wird benötigt, wenn das erste, verabreichte Mittel nicht in der Lage ist, eine vollständige Heilung zu erwirken. Es wird dann gebraucht, wenn sich der Zustand des Kranken oder Verletzten zwar verbessert hat, aber weiterhin noch Beschwerden bestehen, wobei der Zustand allerdings nicht mehr zum ersten Mittel passt (er ist diesem nicht mehr *ähnlich*), welches dann nach dem Ähnlichkeitsprinzip auch für diesen Zustand nicht mehr weiterhelfen kann. Als Beispiel mag die Behandlung von Blutergüssen dienen, wo nach Arnica oftmals bei großen Blutergüssen noch Ledum benötigt werden kann, wenn weiterhin Beschwerden da sind.

Wie lange sind homöopathische Mittel haltbar?

Alle homöopathischen Arzneien *müssen* mit einem Haltbarkeitsdatum versehen sein. Dies schreibt das Arzneimittelgesetz seit etwa 10 Jahren vor. Seitdem darf als längste Haltbarkeit für homöopathische Arzneien nur noch 5 Jahre ausgewiesen sein. Zuvor war das niemals der Fall: homöopathische Arzneien benötigten kein Haltbarkeitsdatum, weil die *Erfahrung immer zeigte, dass die Arzneien* nicht „schlecht wurden", sondern gut gelagert *über viele, viele Jahre ihre*

Wirkung behielten (siehe dazu auch im Kapitel über Lagerung).

Diese Erfahrung ist immer noch dieselbe!

Zur Information: Es existieren immer noch Arzneien aus Hahnemanns Zeiten , die nach wie vor eine Wirkung zeigen.

Wie erstelle ich mir eine Notfallapotheke?

Eine Notfallapotheke für zu Hause oder für unterwegs sollte sich meiner Meinung nach jeder individuell nach seinen Bedürfnissen erstellen. Wichtig dabei ist, dass Sie *wissen, wofür die entsprechenden Mittel geeignet sind.* Sie sollten sie „bedienen" können, damit es im Notfall schnell geht. Und weil die Arzneimittel auch keinen Beipackzettel, wie andere Medikamente haben. Die in diesem Büchlein enthaltene Kurzübersicht soll Sie dabei unterstützen. Alle genannten und beschriebenen Mittel halte ich für wichtig und brauchbar im Alltag, sowohl für Erwachsene als auch mit Kindern.

Natürlich werden **manche Mittel häufiger gebraucht** als andere: **Arnica** wird sicher das Wichtigste/ bzw. Häufigste sein, **dann Aconit, Ledum, Apis und Staphisagria.**

Diese halte ich auch für unterwegs für absolut unentbehrlich.

Wenn Sie einmal angefangen haben, Verletzungen homöopathisch zu behandeln, werden Sie darauf nicht mehr verzichten wollen.

Welche der übrigen Mittel Sie sich anschaffen, liegt bei Ihnen und hängt davon ab, was Sie behandeln wollen, was Sie sich zutrauen; ob Sie z. B. Sportverletzungen behandeln möchten oder nicht.

Außer homöopathischer Mittel empfehle ich für eine Notfallapotheke das Folgende:

- ✓ Verbandszeug
- ✓ Schere, Sicherheitsnadel
- ✓ Pinzette
- ✓ angenehme Pflaster und ggf. Kinderpflaster
- ✓ Klammerpflaster
- ✓ Kohletabletten
- ✓ schaumauflösendes Medikament

Die letzten beiden sind geeignet, sich vorsorglich anzuschaffen, bei großer Angst vor Vergiftungen.

Zur Wundbehandlung:

- ✓ Calendula Urtinktur

Für Bisswunden von Tieren mit „Übertragungsgefahr" oder Giftwirkung:

- ✓ Echinacea-Urtinktur

Wer auf eine Salbe nicht verzichten möchte, dem empfehle ich:

- ✓ Calendula Salbe oder/und
- ✓ Rescue Salbe

Liste der vollständigen lateinischen Bezeichnungen aller genannten homöopathischen Mittel und ihre üblichen Abkürzungen

Aconit (Acon.) – Aconitum napellus, Eisenhut

Apis (Apis) – Apis mellifica, Honigbiene

Arnica (Arn.) – Arnica montana, Bergwohlverleih

Arsen (Ars.) – Arsenicum album, weißer Arsenik

Bellis (Bell.-p.) – Bellis perennis, Gänseblümchen

Bryonia (Bry.) – Bryonia alba, Zaunrübe

Calcium carbonicum (Calc.) Kalziumkarbonat

Calcium phosphoricum (Calc.-p.) Calciumphosphat

Calendula (Calend.) – Ringelblume

Cantharis (Canth.) – Cantharis vesicatoria, Spanische Fliege

Chamomilla (Cham.) – Chamomilla, Kamille, Mutterkraut

Cuprum (Cupr.) Cuprum metallicum, Kupfer

Gunpowder (Gunp.) – Schießpulver, Schwarzpulver

Hypericum (Hyper.) – Hypericum perforatum, Johanniskraut

Ledum (Led.) – Ledum pallustre, Sumpfporst

Magnesium phosphoricum (Mag.- p.) Magnesiumphosphat

Millefolium (Mill.) Schafgarbe

Natrium muriaticum (Nat.-mur.), Natriumchlorid, Kochsalz

Opium (Op.), Schlafmohn

Pyrogenium (Pyrog.), hergestellt aus verwestem Rindfleisch, künstliches Sepsin

Rhus tox. (Rhus-t.) Rhus toxicodendron, Giftsumach

Ruta (Ruta) – Ruta graveolens, Weinraute

Silicea (Sil.) – Silicea terra, Kieselerde

Staphisagria (Staph.) Delphinium staphisagria, Stephanskraut, Läuserittersporn

Symphytum (Symph.) – Symphytum officinalis, Beinwell

Vespa (Vesp.) – Vespa crabro, Hornisse

Literaturverzeichnis

Dr. Manuel Mateu i Ratera, Erste Hilfe durch Homöopathie

Eos Verlag 1997

Ravi Roy & Carola Lage-Roy, Homöopathischer Ratgeber bei Notfällen, Lage-Roy-Verlag Murnau, 1994

Carola und Ravi Roy, Erste-Hilfe-Homöopathie,

Goldmann Verlag 1999

Hans Peter Schmitz, Die Homöopathische Hausapotheke; Herausgeber: Orthoshi AG Bretten, 2001

F. Vermeulen, Synoptische Materia Medica, Kai-Kröger-Verlag, 1998

A. Seideneder, Mitteldetails; Similimum-Verlag 2000

R. Morrison, Handbuch der homöopathischen Leitsymptome und Bestätigungssymptome; Kai-Kröger-Verlag 1997

Buchempfehlungen

Die folgenden beiden Bücher sind voll von kurzen, prägnanten Texten und vielen, sehr schönen Fotos homöopathischer Substanzen dazu. Die Bücher haben jeweils einen Materia Medica-Teil und einen Teil mit Beschwerden von A-Z, zur Mittel-Schnellsuche. Ich habe sie zu meinen Kursen zum Ansehen immer dabei und schaue auch selber sehr gerne von Zeit zu Zeit rein.

- Dr. Andrew Lockie & Dr. Nicola Geddes, Homöopathie – Prinzipien und Praxis der Behandlung; blv-Verlag München, 2003

- Dr. Andrew Lockie, Das Grosse Lexikon der Homöopathie; DK Dorling Kindersley London, 2000

Die homöopathischen Ratgeber von Ravi Roy gibt es zu vielen Themen. Sie sind immer sehr knapp, auf wenige Mittel reduziert und deshalb für eine schnelle Entscheidung nützlich.

- Ravi Roy u. Carola Lage-Roy, Homöopathischer Ratgeber Notfälle HR 2, Lage-Roy Verlag, Murnau

- Carola und Ravi Roy, Erste-Hilfe-Homöopathie, Goldmann Verlag München

Lage & Roy

Verlag u. Buchversand für homöopathische Literatur

Burgstr. 8

D-82418 Murnau-Hagen

Tel. 08841/4455 www.ravi-roy.de

Für alle, die sich eine **Materia Medica** anschaffen wollen, kann ich den „Boericke" zum Einstieg empfehlen, der auch meine erste Materia Medica war. Er enthält gleichzeitig ein Repertorium (zum Nachschlagen der Symptome).

- Boericke, Homöopathische Mittel und ihre Wirkungen – Materia Medica und Repertorium, Verlag Grundlagen und Praxis

Adressen und Tipps

Informationen zum Handbuch und Kurs „**Die Homöopathische Hausapotheke**": Baden-Württemberg: www.orthoshi.de,

Saarland: Praxis für Klassische Homöopathie B. Leonhardt

Tel. 06831/4880131,

Nordrhein-Westfahlen: www. kuegelchenpraxis.de

Homöopathische Arzneien

Sind über jede Apotheke bestellbar

Homöopathisch arbeitende Apotheken; hier erhält man auch kleine Mengen (z. B. 2 g) homöopathischer Arzneien.

<u>Faust-Apotheke</u>

Stuttgarter Str. 18

D-75438 Knittlingen

Tel. 07043/32715; Fax 07043/33148

www.faust-apo.de

Alle im Ratgeber genannten Arzneimittel sind in den entsprechenden C- und LM – Potenzen in der Regel vorrätig.

<u>Altstadt-Apotheke</u>

Herrenstr. 17

D- 92224 Amberg

Tel. 09621/47280

www.altstadtapotheke-amberg.de

Diese Apotheke ist vor allem auf C-Potenzen spezialisiert.

Remedia Homöopathie

Hauptstraße 4

A-7000 Eisenstadt

Tel. 0043-(0)2682/62654-66

www. remedia.at

Man erhält hier viele Arzneimittel, die man in Deutschland nicht bekommt.

Rescue-Tropfen und Rescue-Salbe erhält man über jede Apotheke. Um einiges günstiger als bei uns, bekommt man sie aber z. B. in Holland.

Broschüre: **Vergiftungsunfälle bei Kindern**, von der Aktion „Das sichere Haus"; zu bestellen unter www.das-sichere-Haus.de

Private Zusatzversicherungen für Kinder

Es ist meiner Meinung nach viel zu wenig bekannt, dass man Kinder recht preisgünstig privat zusatzversichern kann. Die Kosten für mögliche Heilpraktiker-Behandlungen halten sich dann für Eltern in wirklich überschaubaren Grenzen. Solche Versicherungen gibt es schon für *deutlich weniger als zehn Euro im Monat*. Ich empfehle dazu, im Internet zu recherchieren oder einfach selber bei verschiedenen Versicherungen anzurufen und nachzufragen.

Etwas über mich

Ich bin 1965 in Xanten geboren, verheiratet und Mutter von drei Kindern. Nach der Schule habe ich zunächst Dolmetschen/Übersetzen an der FH-Köln studiert und bin mit erstem Beruf Diplom Übersetzerin. 1994 kam ich als Patientin über Schwangerschaft und Geburt in Kontakt zur Homöopathie und war von der Wirkung auf meinen Bauch begeistert. Aus dieser Begeisterung hat sich entwickelt, dass ich mich beruflich völlig umorientiert habe und eine Heilpraktiker-Ausbildung gemacht habe, mit Prüfung 1998 kurz vor der Geburt unseres dritten Kindes. Mit drei kleinen Kindern war zunächst an „Praxis" nicht zu denken, dafür kamen aber einige Jahre mit intensiver homöopathischer Fachfortbildung, bis ich 2003 begonnen habe, Kurse zu geben und Vorträgen zu Gesundheitsthemen zu halten. Das gibt mir die Gelegenheit, mein Wissen und meine Begeisterung von der Homöopathie weiterzugeben. Seit 2005 führe ich eine eigene homöopathische Praxis mit Schwerpunkt Kinder und Familie.
Als Mutter habe ich Erfahrung mit vielen Themen rund um den Alltag mit Kindern und Familie. Durch die außergewöhnlichen Wassergeburten unserer drei Kinder bei uns zuhause habe ich außerdem besondere Einblicke in Schwangerschaft, Geburt und Stillzeit gewonnen.

Praxiskontakt

Homöopathische Praxis

Ulrike Reiff

 -Heilpraktikerin -

Moltkestr. 8

47447 Moers

Tel. 02841/1735750 / Fax 02841/1735751

www.kuegelchenpraxis.de.

Eigene Notizen

Eigene Notizen